ABORTO
CRIMINALIZAÇÃO E ESTIGMA
Uma proposta para a legalização

Conselho Editorial

Ana Carolina Moreira Santos

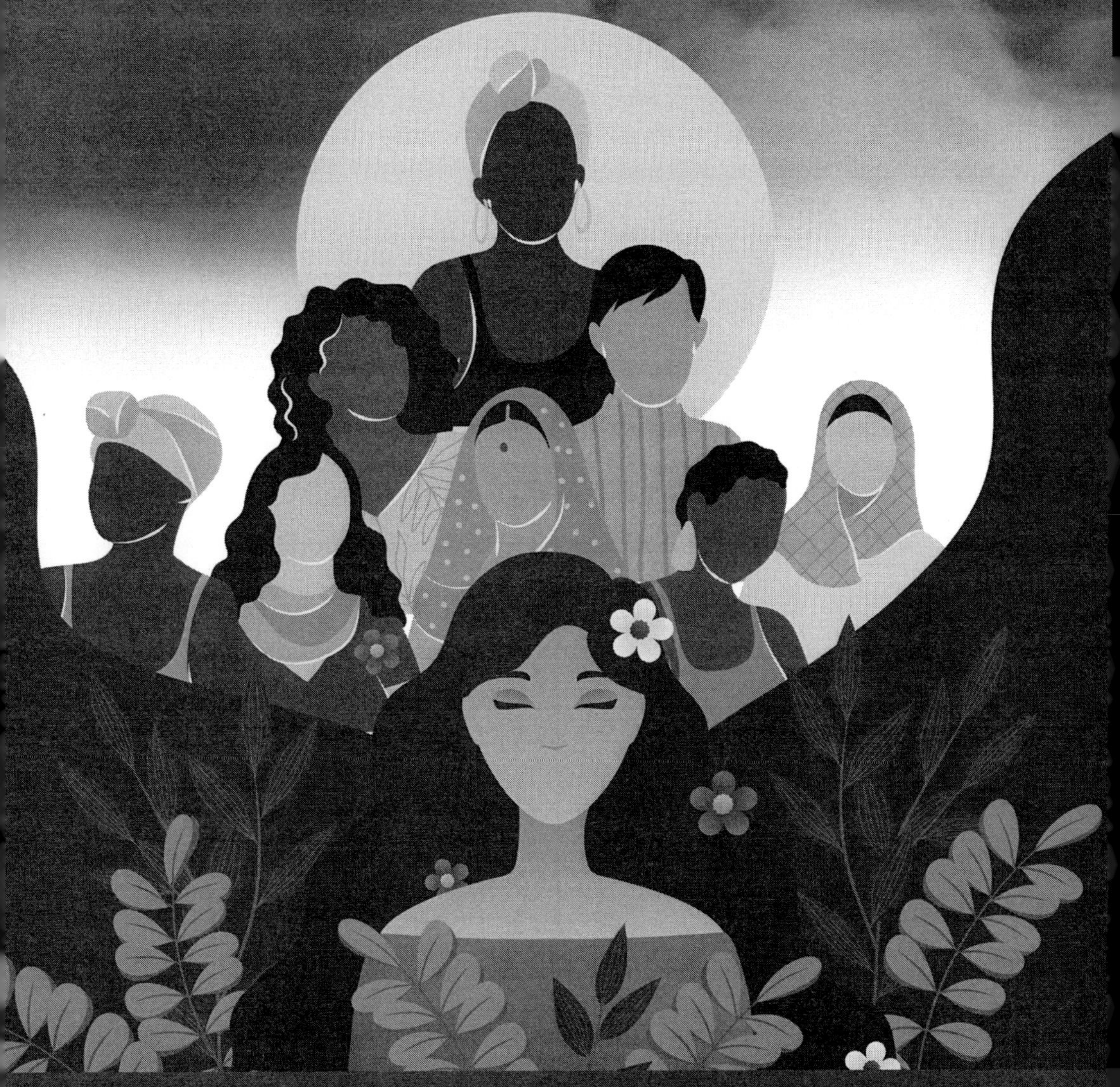

ABORTO
CRIMINALIZAÇÃO E ESTIGMA
Uma proposta para a legalização

MATRIOSKA
EDITORA

Publisher – Editorial: Luciana Félix
Publisher – Comercial: Patrícia Melo
Copidesque e preparação de texto: Luísa Lopes
Revisão: Equipe Matrioska Editora
Editoração e capa: Marcelo Correia da Silva

Matrioska Editora
Atendimento e venda direta ao leitor:
www.matrioskaeditora.com.br
contato@matrioskaeditora.com.br
facebook.com/matrioskaeditora
instagram.com/matrioskaeditora

Dados Internacionais de Catalogação na Publicação (CIP)
(Câmara Brasileira do Livro, SP, Brasil)

Santos, Ana Carolina Moreira
Aborto, criminalização e estigma : uma proposta para a legalização / Ana Carolina Moreira Santos. -- São Paulo, SP : Matrioska Editora, 2023.

Bibliografia.
ISBN 978-65-84999-18-3

1. Aborto - Aspectos sociais 2. Aborto - Leis e legislação 3. Descriminalização 4. Dignidade (Direito) 5. Direito constitucional - Brasil I. Título.

23-179813 CDU-342.4:342.7(81)

Índices para catálogo sistemático:

1. Brasil : Aborto : Dignidade da pessoa humana : Princípio constitucional : Direito constitucional 342.4:342.7(81)

Tábata Alves da Silva - Bibliotecária - CRB-8/9253

Impresso no Brasil
2023

Como nasceu a capa deste livro

Os processos de pesquisa e escrita da dissertação, além de toda a complexidade inerente a um trabalho acadêmico, foram também desafiadores do ponto de vista pessoal em razão das polêmicas que acompanham o tema "aborto".

Evitei, por diversas vezes, dividir o assunto com meus filhos e familiares, pois acreditava que nem eles ou eu estávamos preparados e maduros para esse debate.

Em um momento, fui questionada em casa sobre o porquê de defender o aborto, o que demandou uma conversa responsável e esclarecedora com crianças ainda jovens para compreender as agruras de um processo penal, mas que já reconhecem as vulnerabilizações que a desigualdade socioeconômica, de gênero e etnia e cor produzem em nosso país.

Com a linguagem mais simples e franca que me foi possível, dividi com meus filhos que não defendo o ato do aborto, mas defendo que mulheres, principalmente as vulnerabilizadas, parem de morrer em decorrência de abortos inseguros e tenham acesso às garantias constitucionais da dignidade humana e do direito à saúde.

Com a defesa da dissertação, se iniciou a construção deste livro e um desejo de ver meus filhos participando de perto deste momento de celebração. Foi assim que os convidei para fazer um desenho, a partir do seu entendimento acerca da nossa conversa sobre aborto, que ilustraria a capa deste livro.

Estes desenhos apresentam a percepção deles sobre a minha pesquisa: o processo artístico contemplou uma mulher pensando em outras mulheres, múltiplas, diversas, com realidades próprias, que mereciam este olhar e cuidado.

Há uma frase de Audre Lorde que me acompanha há alguns anos, sempre que me proponho a conversar sobre ser mulher:

"NÃO SEREI LIVRE ENQUANTO ALGUMA MULHER FOR PRISIONEIRA, MESMO QUE AS CORRENTES DELA SEJAM DIFERENTES DAS MINHAS".

Sim, meus filhos, é sobre isso.

Sobre pensar nas correntes que aprisionam outras mulheres, mas que de alguma forma nos mantêm igualmente prisioneiras. Se elas forem libertas, também seremos.

Amo vocês, meus filhos.

Este trabalho é, também, por vocês.

P.S.

Agradeço ao artista gráfico da editora, Marcelo Correia, por materializar esses conceitos e ideias de forma tão forte e delicada.

Minha gratidão, por fim, a Patrícia Brito de Melo e Luciana Félix pelo acolhimento, profissionalismo e carinho no processo de edição. Sem dúvida, essa trajetória foi ainda mais especial por ter caminhado com vocês.

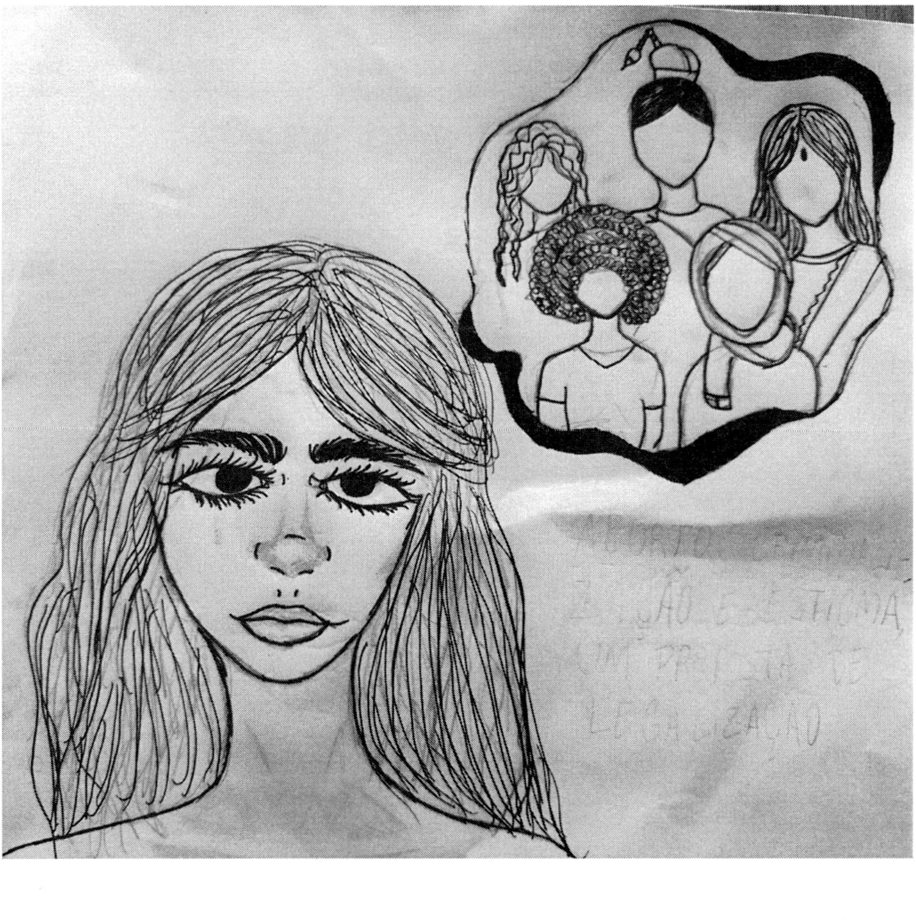

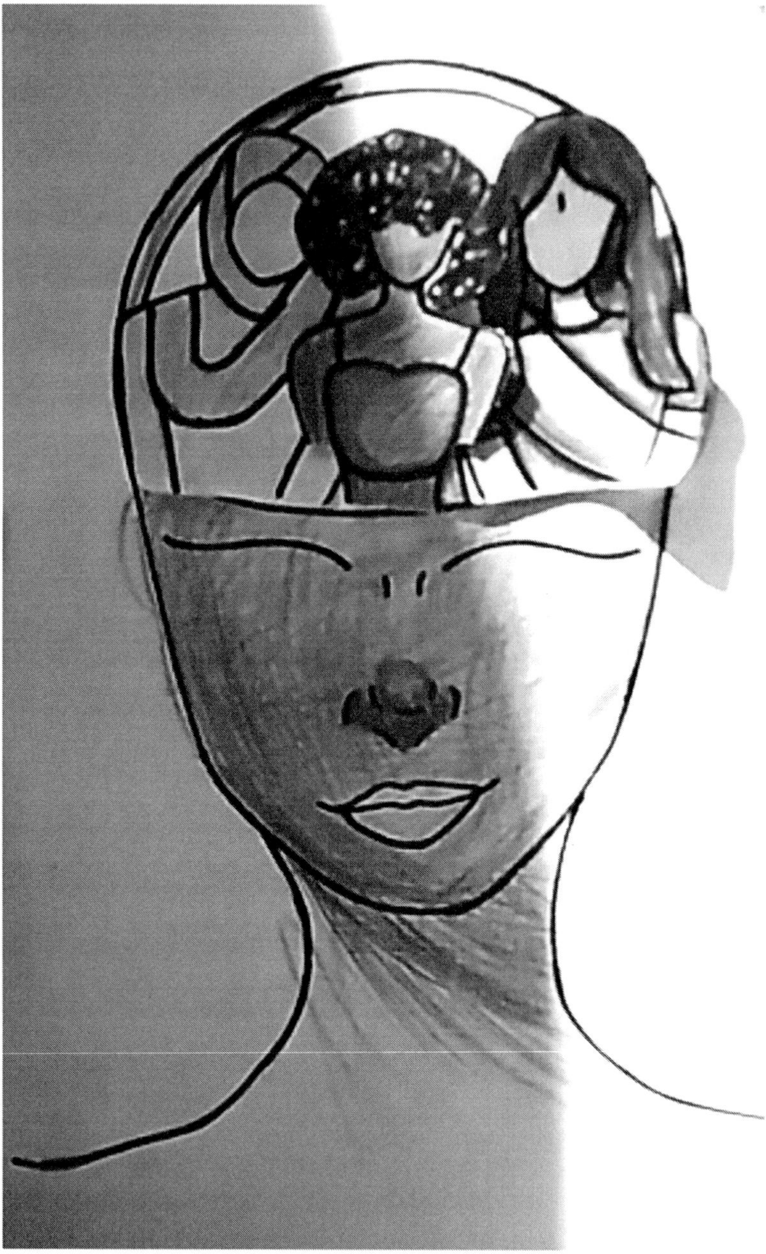

Apresentação

A autora, Ana Carolina Moreira Santos, é Advogada criminal há quase duas décadas, tendo iniciado sua carreira num escritório de tradição não só na formação de profissionais aguerridos nas lutas forenses, mas também que veem o engajamento político e social como parte da missão da Advocacia.

No desenvolvimento de sua missão profissional, sempre em conjunto com um olhar voltado à atuação política, a autora embrenhou-se na luta institucional em prol da Advocacia, tendo exercido muitas funções junto à OAB/SP, da qual foi Conselheira Seccional.

Sempre defendendo o exercício da Advocacia e, em última análise, a própria existência do Estado Democrático de Direito, a autora, durante muitos anos, exerceu diversas funções na Comissão de Direitos e Prerrogativas da OAB/SP, da qual chegou a ser Vice-Presidente estadual.

Em outra frente de atuação profissional, institucional e também política, a autora trabalha com abnegação pela afirmação e pelo reconhecimento dos direitos das mulheres, sendo atualmente Presidente da Comissão da Mulher Advogada da 93ª Subseção Pinheiros da OAB/SP.

Como não bastassem todas essas frentes de luta profissional, institucional e política, a autora decidiu e escolheu trilhar o árduo caminho da pós-graduação, ingressando na já histórica primeira turma do Mestrado Acadêmico em Direito Médico da Universidade Santo Amaro – UNISA, curso concebido e coordenado pelo Professor Enrique Ricardo Lewandowski.

A presente obra, agora cuidadosamente publicada pela Editora Matrioska, traz ao público o resultado final da dissertação defendida com brilho por Ana Carolina Moreira Santos perante a UNISA, que foi aprovada com nota máxima pela banca composta pela Professora Doutora Cláudia Mansani Quedas de Toledo (ITE/Instituição Toledo de Ensino), pelo Professor Doutor Georghio Alessandro Tomelin (UNISA) e por mim, na condição de orientador.

Aborto, criminalização e estigma: Uma proposta para legalização é uma obra de fôlego, com densa pesquisa sobre tema tão candente na sociedade brasileira, capaz de inflamar debates, nos quais muito se fala e pouco se ouve. E menos ainda se estuda e se reflete.

Ao contrário disso, o presente trabalho trilhou extensa pesquisa e foi fruto de grande reflexão. Mostra irredutível firmeza de convicções, com posições interpretativas bastante claras – como convém aos estudos das ciências humanas –, não obstante a evidente ponderação com que a autora trata o tema.

Trata-se de um estudo que faz escolhas valorativas e metodológicas, baseadas em evidências e em correntes teóricas, sem jamais cair no risco fácil de querer agradar a quem quer que seja, prática tão disseminada na era da sociedade contemporânea e líquida, na qual adesões e cancelamentos decorrem tão somente do impulso e não da compreensão dos temas debatidos.

A pesquisa realizada transitou pelas diversas abordagens possíveis sobre o tema no mundo do *ser*: filosófica, religiosa, médica, sociológica, criminológica, política, estatística, e outras mais. No mundo do *dever ser*, fez uma análise constitucional do tema, recorrendo aos princípios, direitos e garantias fundamentais de nosso Estado, os quais, inclusive, foram colocados em perspectiva e comparação com experiências estrangeiras.

Toda essa pesquisa foi desenvolvida pela autora com vistas a obter a melhor e mais segura leitura dos bens jurídicos passíveis de serem tutelados pelo direito penal no tema *aborto*. Nessa mesma medida, problematizou e refletiu sobre eventuais ganhos e os evidentes prejuízos da manutenção da criminalização tal como posto há mais de oitenta anos em nosso ordenamento jurídico.

Ao final, a autora buscou fundamentos de política criminal, para formular uma proposta legislativa concreta sobre um possível novo tratamento penal do *aborto* e sua consectária necessidade de legalização, como forma de respeitar o direito constitucional à autodeterminação das mulheres sobre seus corpos na sociedade brasileira.

Essa conclusão, sem dúvida, conferiu ao trabalho a excelência acadêmica que lhe propiciou a outorga de nota máxima pela banca examinadora, pois demonstrou a sensibilidade e o compromisso da autora em contribuir com o aperfeiçoamento legislativo, a partir dos estudos acadêmicos a respeito da problemática do *aborto*, buscando contribuir para melhorar a trágica realidade imposta às mulheres brasileiras mais vulneráveis.

É este o trabalho que se tem em mãos. Denso e crítico. Forte na temática, corajoso na abordagem e ponderado nas conclusões. Sem dúvida, uma dissertação que atinge a finalidade a que toda pesquisa de mestrado deveria se propor: trazer reflexão aos leitores, com fundamentos científicos baseados em fontes confiáveis, com um posicionamento claro e propositivo sobre o tema abordado.

Resta-me parabenizar a autora pelo denodo da pesquisa e pela iniciativa da publicação. Agradecer à Universidade de Santo Amaro – UNISA, por propiciar um espaço acadêmico absolutamente favorável ao desenvolvimento de trabalhos interdisciplinares como o presente. Congratular-me com a Editora Matrioska pela coragem de trazer ao público obra tão importante sobre tema tão sensível e urgente. E, por fim, desejar a todas e todos uma excelente leitura.

Prof. Dr. Leandro Sarcedo
Novembro de 2023.

Introdução

O aborto é inegável tabu no mundo e sobretudo na sociedade brasileira, tanto por se contextualizar no âmbito do exercício da sexualidade e dos direitos reprodutivos das mulheres, quanto por envolver o conceito de "morte". Trata-se de tema complexo por sofrer atravessamentos e interferências de diversas ordens, como moral, religiosa e ideológica.

Muito embora, como se demonstrará nesta pesquisa, haja um equívoco em se equiparar os conceitos de *morte* e de *não viver*, uma abordagem responsável do tema exige a consideração dos valores morais e religiosos, mas no sentido de perpassar por suas origens e historicidade com a intenção de compreendê-los enquanto fonte de sujeição das mulheres ao poder, seja da religião, da sociedade ou do Estado.

A partir da compreensão e evolução do tema, busca-se demonstrar como a Filosofia, a Religião e, posteriormente, o Estado apropriaram-se da proibição do aborto, primeiramente como forma de repovoamento e, posteriormente, como reprodução de mão-de-obra e manutenção de cuidados com a prole.

Do entendimento sobre a importância do capitalismo patriarcal para a fixação do modelo de controle sobre os direitos reprodutivos das mulheres, os movimentos feministas apresentam-se como importante e ativa resistência. Além disso, apresentam-se como mecanismos de transformação social sobre a inegável opressão de gênero ainda persistente em nosso País.

A análise de dados estatísticos, as informações do direito estrangeiro e o posicionamento firme da Organização Mundial de Saúde apontam, inequivocadamente, para o desacerto da incriminação do aborto, tendo em vista não só a ausência de efeitos gerais de prevenção do delito, mas também os processos de marginalização, estigmatização e violação do direito à saúde de mulheres e meninas que engravidam.

A garantia constitucional à vida e os demais princípios constitucionais que informam a questão jurídica relativa ao aborto, partindo-se de uma análise da imposição de proteção pelo Estado à dignidade humana, aos direitos individuais, à saúde e ao planejamento familiar, são postos em xeque na incriminação do aborto, resultando, sob o prisma do princípio da proporcionalidade, na conclusão de que a criminalização é medida desproporcional e violadora de princípios constitucionais que protegem as pessoas que engravidam.

Contudo, é na análise da ciência conjunta do direito penal – dogmática jurídico-penal, criminologia e política criminal – que a criminalização se mostra, no plano infraconstitucional também, contraditória, contraproducente e consolidadora de discriminações de ordem socioeconômica, reafirmando processos de vulnerabilização por meio do seu efeito simbólico e da seletividade advinda da atuação das agências de controle social formal.

Construída a base para a demonstração do desacerto da legislação penal brasileira em insistir na criminalização da prática do aborto voluntário, parte-se para uma proposta de nova política criminal, buscando garantir atendimento multidisciplinar às mulheres que pretendem abortar, com a fixação de requisitos e procedimentos que visam cumprir as garantias fundamentais hoje em franca violação, sobretudo à dignidade da pessoa humana.

O processo de normalização da conduta cumpre um duplo papel. De um lado, conscientiza a sociedade da necessidade de uma postura de redução de danos e, por outro, institucionaliza práticas, devidamente regulamentadas, conferindo ao Estado o efetivo controle e fiscalização sobre a prática do aborto consensual.

Sumário

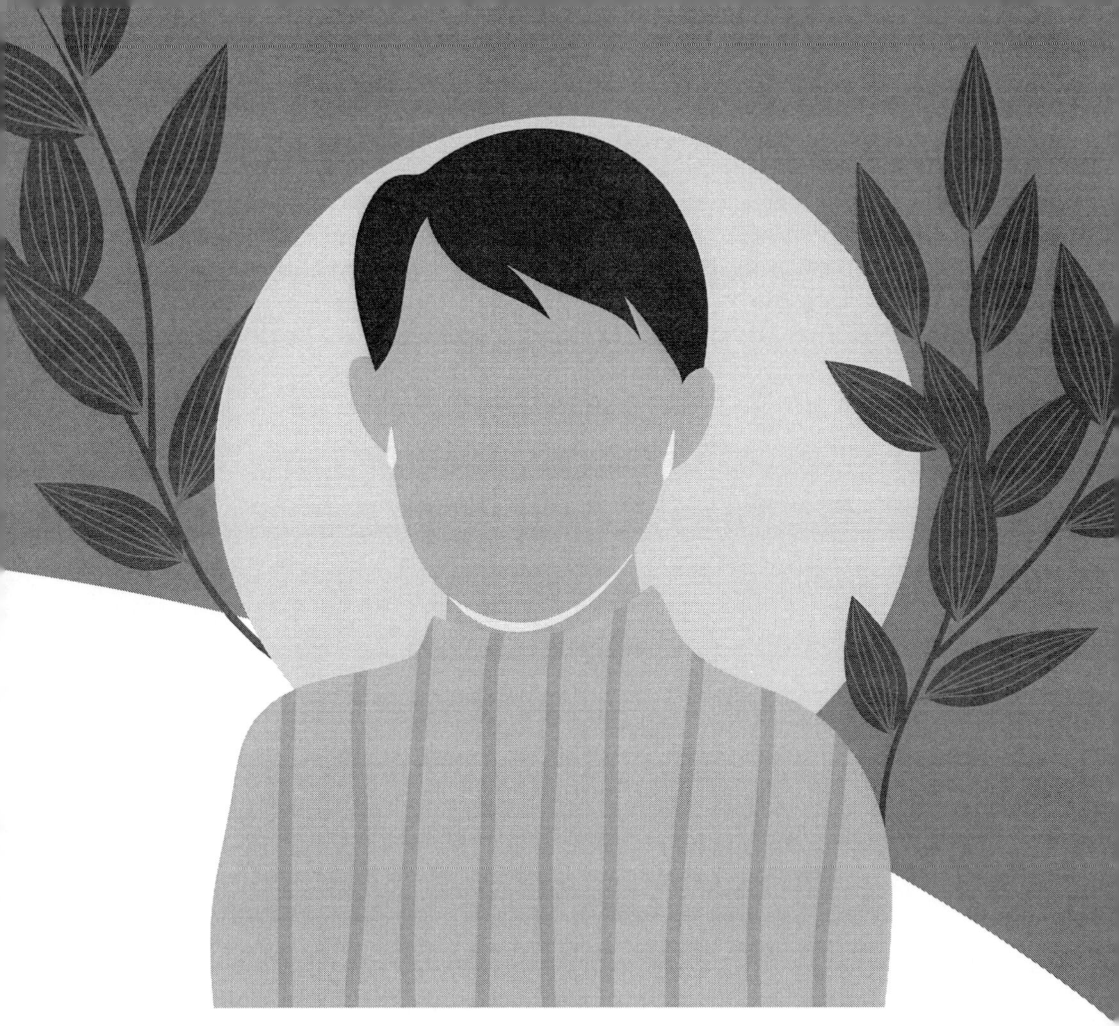

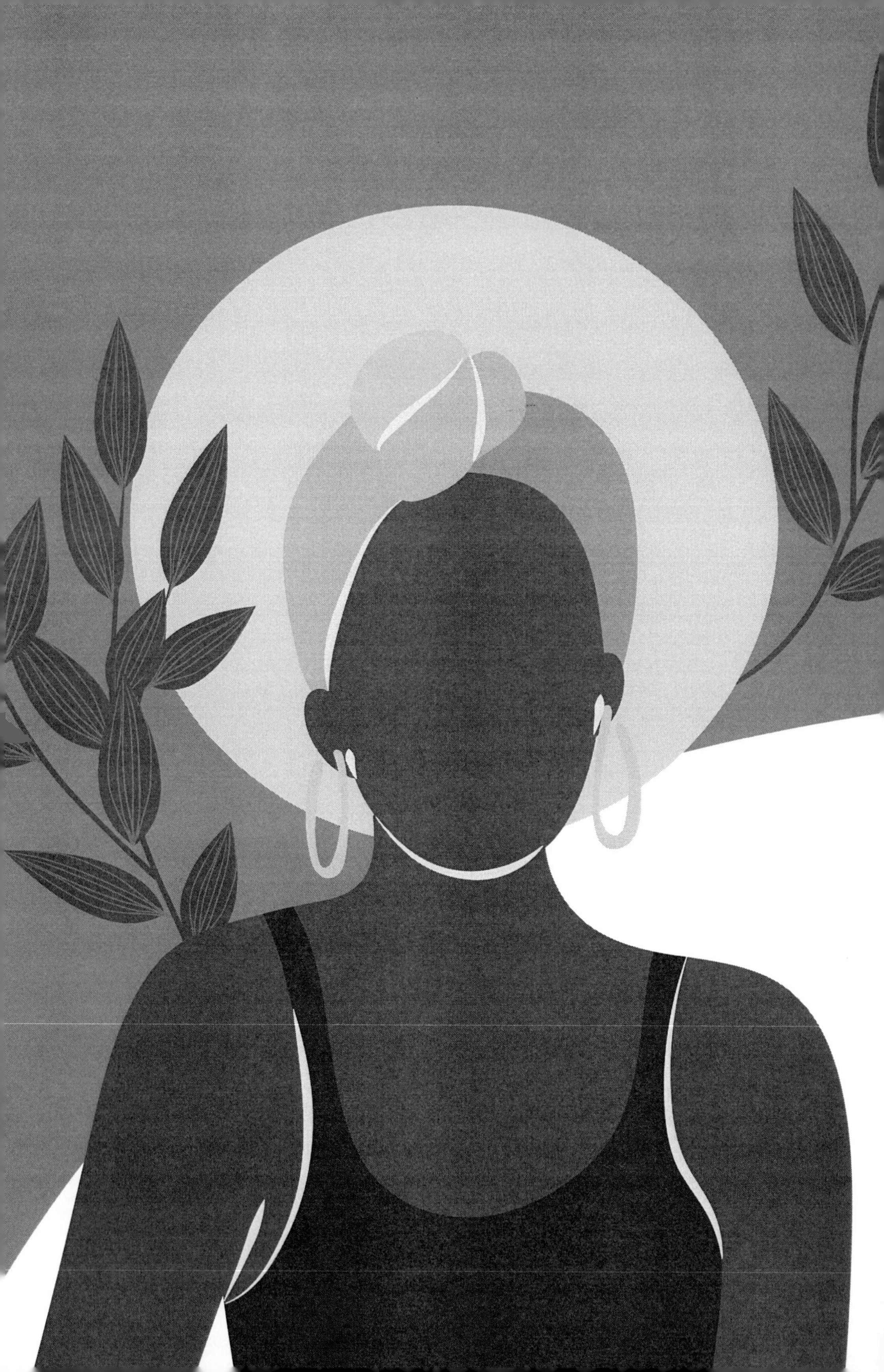

1

Evolução e compreensão do tema

A palavra aborto tem origem no latim *abortus*, no qual a preposição latina *ab* traz a ideia de distanciamento, movimento para fora, e *ortus* significa ascender ou nascer.

A Organização Mundial de Saúde conceitua embrião como o produto da divisão do zigoto até a 8ª semana após a fertilização[1] e feto, o produto da divisão do zigoto a partir da 9ª semana[2], definindo como aborto "*a interrupção de uma gravidez antes que o feto tenha atingido a viabilidade, i. e., quando se torna capaz de vida extrauterina*

[1] "O produto da divisão do zigoto até o final do estágio embrionário, 8 semanas após a fertilização", tradução livre *in International Committee for Monitoring Assisted Reproductive Technology* (ICMART) and the *World Health Organization (WHO) revised glossary of ART terminology*, 2009: Special Contribution. Disponível em https://www.fertstert.org/article/S0015-0282(09)03688-7/pdf, p. 3, acesso em 21/07/2022.

[2] "*Feto: o produto da fertilização desde a conclusão do desenvolvimento embrionário, 8 semanas completas após a fertilização, até o aborto ou nascimento*". Op. cit, p. 3.

independente"[3], sendo que não há um consenso na área médica e da saúde sobre o critério de tempo gestacional para a viabilidade para vida extrauterina, aplicando-se, no Brasil, atualmente, o entendimento de que o feto com menos de 22 ou 23 semanas seria inviável[4].

Desde a década de 1970, a variação do critério de viabilidade fetal transita entre vinte e vinte e oito semanas, sendo considerado parto prematuro o produto do abortamento a partir desta data, o que, do ponto de vista moral e religioso, possui um forte impacto no entendimento sobre o tema.

Embora o abortamento seja um fato posto na vida reprodutiva das mulheres desde sempre, a compreensão do Estado e da sociedade sobre a interrupção voluntária da gestação não é retilínea. Seu processo histórico possui avanços e retrocessos dentro das várias disciplinas e áreas do conhecimento humano que atravessam o assunto e de múltiplas condições de espaço.

Um fato é incontroverso: todas as sociedades, desde a Antiguidade, conheceram e trataram do tema com importância, na medida em que sempre esteve presente como um fato na saúde reprodutiva da mulher que, no curso do processo histórico, nem sempre evolutivo, foi objeto ora de compreensão e certa permissividade, ora de imposição de proibições e restrições, por se afigurar como fato antissocial, ilícito e, consequentemente, estigmatizante.

O Código de Hamurabi, no século XVIII antes de Cristo, previa reparação às mulheres vítimas de aborto provocado por terceiros mediante violência, impondo ao agressor uma pena pecuniária ou a

---

[3] Tradução livre. OMS, *Spontaneous and induced abortion*. Geneva: World Health Organization, 1970. Disponível em http://apps.who.int/iris/bitstream/handle/10665/38211/WHO_TRS_461.pdf;jsessionid=CB0BE1918E-CA9BE94275630D95E8C6D4?sequence=1, acesso em 21/07/21.

[4] *"Por isso, a partir da 22/23ª semana de idade gestacional, os fetos precisam ser identificados como viáveis, como detentores do direito à vida e devem receber assistência conforme a sua vulnerabilidade"* previu o criticado manual emitido pelo Ministério da Saúde em 2022, denominado *Atenção Técnica para prevenção, avaliação e conduta nos casos de abortamento*. Disponível em https://bvsms.saude.gov.br/bvs/publicacoes/atencao_prevencao_avaliacao_conduta_abortamento_1edrev.pdf, acesso em 21/07/2022.

morte de seu filho em caso de perecimento da mulher livre[5]. O que se protegia nesse momento histórico, em verdade, era o regime escravocrata e o feto da mulher livre, enquanto, em outra mão, protegia-se financeiramente o senhor de mulheres servas cujo fruto abortado significaria prejuízo patrimonial.

Escritos egípcios datados do século XIX antes de Cristo descrevem combinações de ervas com poderes contraceptivos, o que ao longo do processo histórico foram, até mesmo pela ciência, compreendidos como análogos aos métodos abortivos.

Aristóteles defendeu a permissão do aborto, como forma de controle populacional, enquanto o feto não fosse dotado de alma. Platão recomendava a mulheres de mais de 40 anos, sendo possível descrever o aborto como *prática corrente na Grécia*. (HUNGRIA; FRAGOSO, 1979, p. 269)

Os romanos, assim como outras civilizações, compreendiam o feto enquanto uma continuação do corpo da mulher, ou um apêndice, percebendo a prática do aborto como uma manifestação de autonomia feminina em relação ao seu próprio corpo HUNGRIA; FRAGOSO, 1979, p. 270), que só adquirirá conteúdo de relevo proibitório ao se contrapor a interesses patriarcais.

Nesse contexto, o aborto vem a ser compreendido como uma violação à família patriarcal, passando a ser punido sob a perspectiva de que o ato significava um desvalor em relação ao direito do pai de gerar um primogênito, ou seja, o aborto deveria ser proibido sob a

[5] *"209º – Se alguém bate numa mulher livre e a faz abortar, deverá pagar dez siclos pelo feto.*
210º – Se essa mulher morre, se deverá matar o filho dele.
211º – Se a filha de um liberto aborta por pancada de alguém, este deverá pagar cinco siclos.
212º – Se essa mulher morre, ele deverá pagar meia mina.
213º – Se ele espanca a serva de alguém e esta aborta, ele deverá pagar dois siclos.
214º – Se esta serva morre, ele deverá pagar um terço de mina."
Universidade Federal de Mato Grosso do Sul, Boletim informativo jurídico. Disponível em https://boletimjuridico.ufms.br/download-codigo-de-hamurabi/, acesso em 03/04/2022.

perspectiva do direito de propriedade exercido pela sociedade patriarcal, segundo textos de Cícero[6].

Embora esse momento histórico represente uma importante transformação de paradigma na compreensão do aborto, fundada nos interesses da sociedade patriarcal, as penas não eram tão graves, uma vez que naquele contexto anterior à institucionalização do cristianismo, a prática do aborto, muito embora potencialmente violadora de poderes pátrios, era compreendida como ato de autonomia da mulher sobre seu próprio corpo. A aversão social ao aborto e à consequente penalização somente esteve institucionalizada a partir da difusão do cristianismo HUNGRIA; FRAGOSO, 1979, p. 271).

Na Alta Idade Média, a mulher detinha alguns direitos garantidos por leis e costumes, assumia papéis típicos dos homens em períodos de guerra, possuía acesso a uma diversidade de profissões e direito à propriedade e à sucessão. Ainda, participava das corporações de ofícios na falta do marido, assumia a posição de mestre e atuava frequentemente nos atos de comércio.

É importante destacar que, não obstante o exercício do trabalho pela mulher ao longo da Idade Média, sua ascensão social não era possível em razão do monopólio do poder político e econômico pela nobreza e pela Igreja.

Contudo, no avançar dos anos, a Idade Média representa o marco inicial no exercício de efetivo controle patriarcal sobre o corpo da mulher, com o processo de naturalização do trabalho reprodutivo feminino, em decorrência da mortalidade provocada pela peste negra na Europa, no Século XIV[7].

---

[6] *"(...) não era uma injustiça, pois que essa mulher 'tinha destruído a esperança de um pai, a memória de um nome, a garantia de uma raça, o herdeiro de uma família e um cidadão destinado ao Estado."* (HUNGRIA; FRAGOSO, 1979, p. 271)

[7] DOMINGUES, Carla Letícia. *Aborto: da demonização da mulher na Idade Média à criminalização no ordenamento jurídico contemporâneo*, 2021, Disponível em https://orcid.org/0000-0001-7664-4118, https://revistas.ufpr.br/petfilo/article/viewFile/78532/44701, acesso em 05/07/2022.

Nesse sentido, a união umbilical entre Estado e Igreja no controle social foi preponderante para a institucionalização do uso do corpo da mulher como mecanismo de repovoamento, refletido em textos legais em que se punia firmemente a mulher que pretendesse exercer com autonomia seus direitos reprodutivos[8]. Em verdade, era-lhe vedado o exercício de tal direito, não só abortivo, mas contraceptivo, diante de uma Europa que perdeu, ao menos, um terço da sua população e precisava ser reconstruída.

A Igreja Católica é a responsável pela equiparação do aborto com o homicídio, sendo tal compreensão reproduzida até a atualidade, como no Código Penal brasileiro, que situa o crime de aborto no capítulo dos crimes contra a vida, ao lado do homicídio, infanticídio e incitação ao suicídio.

É nesse contexto histórico, entre os séculos XIV e XV, que o corpo da mulher passa a ser explorado pela sociedade patriarcal de forma direta, cumprindo a função de repovoamento de uma Europa arrasada do ponto de vista populacional, e nos séculos seguintes (XVI, XVII, XVIII), para a função de produção de mão de obra de um lado e, de outro, com a importante função de disciplinar a sociedade a partir dos cuidados domésticos com a prole.

Silvia Federici ao tratar da dimensão histórica da acumulação primitiva na transição entre o campesinato e o capitalismo, destaca que o processo "*demandou a transformação do corpo em uma máquina de trabalho e a sujeição das mulheres para a reprodução da força de trabalho que, tanto na Europa, como na América, foi alcançada por meio do extermínio das 'bruxas'*" (2019, p. 119).

No século XVII, a prática do aborto ou do infanticídio não era proibida pelo Estado, mas já se encontravam proibitivas dentro do

---

[8] Nesse sentido, trecho de Nelson Hungria: "*A Carolina cominava a pena de morte pela espada a quem fizesse abortar alguma mulher e ordenava a morte por afogamento da mulher que em si mesma provocasse aborto.*", op. cit., p. 272.

que hoje pode ser compreendido por controle social informal, como sustentado por Paul B. Preciado (2018, p. 80):

> O aborto e o infanticídio, práticas correntes daquele tempo, não eram regulados pelo aparato legal do Estado, mas por diferentes micropoderes econômico-políticos aos quais os corpos gestantes se encontravam ligados em cada caso — a tribo, a casa feudal, o pater familias etc.

Outro marco fundamental na história da compreensão do aborto ocorre na Idade Moderna, com a Revolução Francesa[9] (século XVIII), e a transição da visão teocêntrica – marca da Idade Média – para o antropocentrismo.

A visão antropocêntrica não teve o condão de minimizar a inferioridade concreta, a discriminação e a opressão vivenciada pela mulher da Baixa Idade Média. Na verdade, o movimento foi ascendente na medida em que a nova visão de mundo não se fundamentava na dignidade da pessoa humana, mas na capacidade de gerar lucro através da exploração do seu trabalho, ou seja, como mão de obra e reprodutora de força de trabalho (GALEOTTI, *passim*).

É nesse contexto, entre os séculos XVII e XVIII, portanto, que o nascituro passa a ser destinatário de tutela legal, enquanto uma entidade politicamente relevante, não mais sendo um assunto de mulheres, em um momento em que a ciência também contribuiu para o processo de individualização do feto enquanto um ser único, lançando novos desafios sobre o tema, conforme preleciona Giulia Galeotti:

> Estes novos princípios fundadores levarão a uma revisitação da problemática no seu conjunto, o que acontecerá — é importante

[9] Para Giulia Galeotti, o principal marco histórico para a criminalização da prática do aborto. Cfe.: *História do Aborto*, p. 70.

> tê-lo presente desde já — quer na Igreja (que definirá as suas posições à luz das indicações científicas), quer no Estado. (GALEOTTI, 2007, p. 71)

No mesmo sentido, Paul B. Preciado, fazendo uma análise do contexto histórico e social sobre os corpos sexualizados e a sexualidade, pondera que no século XVIII o corpo feminino passa a não mais ser compreendido como uma interiorização do corpo masculino, criando-se a ideia de oposição que legitimará, doravante, "*uma nova organização política do campo social*" (GALEOTTI, 2007, p. 81), a partir da qual redundará a patologização da homossexualidade (1868) e a proibição do aborto pelo homem (controle social informal), pelo Estado (controle social formal) e pela religião.

É assim que o controle sobre o corpo feminino avança, a partir de descobertas científicas ainda prematuras – sobretudo se cotejadas com a ciência neonatal a partir da década de 1960 com o advento dos exames ecográficos –, o feto passa a ser uma entidade autônoma e a mulher passa, com mais tranquilidade, a ser encarada como instrumento de geração de mão de obra e, nascida a prole, de controle e disciplina ao ser relegada ao ambiente doméstico dos cuidados com a família.

A evolução do pensamento abandona a compreensão de feto como entidade politicamente relevante, encarando-o então como sujeito de direitos, passando o controle e decisão sobre a efetivação desta expectativa de vida para o controle social[10] e retirando-o da mulher[11].

A Filosofia, a Igreja e o Direito vêm historicamente pautando o tema e sua evolução nas diversas áreas do conhecimento. O aborto provocado não possui uma unicidade de compreensão, tendo, contudo,

---

[10] Controle social, no sentido da união de mecanismos para a submissão dos indivíduos ao regramento social de determinada comunidade, subdivide-se em informal — aquele exercido pelos próprios integrantes de uma sociedade, institucionalizada ou não (família, religião, coletividade de pessoas) — e formal — exercido pelo Estado quando constatada a insuficiência do controle informal para a evitação de determinada prática.

[11] Mulher numa compreensão biológica (sexo) e de pertencimento (gênero).

caminhado em uma via paralela, mas vinculada às questões relativas à proteção da propriedade, ao controle do corpo feminino, aos valores metafísicos da religião e a fatores demográficos e socioeconômicos determinantes para a escolha da forma de pensar a interrupção voluntária da gestação.

É bem verdade que as consequências da punição decorrentes da criminalização são temas mais contemporâneos e que, no momento certo, haverão de ser mais do que relevantes, mas determinantes para uma mudança de postura da sociedade do Estado no enfrentamento da realidade.

1.1 Conhecimento do problema: o percurso da pesquisa

Em temáticas polêmicas e que despertam paixões e matizes ideológicos, como é a do aborto[12], o óbvio precisa ser verbalizado. Não se pretende empreender defesa do ato de abortamento, notadamente pela compreensão da complexidade desta decisão e de suas consequências físicas, psíquicas e sociais.

Embora contemporaneamente haja uma mobilização no sentido de desmontar tal obviedade, sustentando que essa tem resultado na manutenção da violação de direitos reprodutivos das mulheres, o aborto contém em si uma multiplicidade de atravessamentos de ordem ética, religiosa e ideológica que não podem ser ignorados, mas considerados e sopesados em conjunto com as diretrizes constitucionais na proteção das garantias fundamentais.

Um trabalho acadêmico é resultado de pesquisa e reflexão. Contudo, tratar do aborto e de suas consequências exige sensibilidade, na

---

[12] Utilizar-se-á a palavra "aborto", que, embora não seja a mais correta do ponto de vista terminológico, é o termo previsto na legislação penal. Melhor seria abortamento, uma vez que aborto é o produto do ato. Utilizar-se-á, ainda, a melhor terminologia para o tema que é interrupção voluntária da gestação ou gravidez, que se apresenta como a forma mais correta do ponto de vista hermenêutico.

medida em que envolve sentimentos, visões de mundo, regramentos sociais e escritos, além de conceitos oriundos tanto das ciências biológicas, quanto, principalmente, das Ciências Humanas, como a Filosofia, a Sociologia e o Direito.

Não obstante o franco respeito ao sentimento íntimo de cada um, a premissa deste trabalho está calcada no pluralismo moral, como expressão de efetividade democrática e dos valores contemporâneos, impondo-se ao Estado a sua proteção.

O fato é: mulheres abortam. Mulheres morrem todos os dias em decorrência de abortos frustrados ou mal executados. E quando não morrem, não estão livres das danosas consequências do ato, que será, sempre, motivo de angústia.

Dentre as consequências nocivas do ato de interrupção voluntária da gestação no atual estado de coisas no nosso país estão a crítica social e a criminalização da conduta, que pouco têm contribuído para um debate responsável e tendente à minimização de danos, não só sob o aspecto individual, mas também familiar e social.

A Organização Mundial da Saúde, em manual de orientação técnica e de políticas para os sistemas de saúde para a interrupção da gestação, bem resume as consequências da criminalização, ao concluir que *"o abortamento ser ou não legal não produz nenhum efeito sobre a necessidade de praticá-lo, porém, afeta dramaticamente o acesso das mulheres a um abortamento em condições seguras"*.[13]

Trata-se, portanto, do enfrentamento de uma realidade empírica, demonstrada pela ciência e pelo esforço de profissionais da área da saúde, que vivem debruçados sobre as consequências da criminalização do aborto, não só individualmente, mas convivendo com resultados drásticos para a saúde pública em geral.

---

[13] OMS, Organização Mundial da Saúde (OMS). *Abortamento seguro: orientação técnica e de políticas para sistemas de saúde*. 2ª edição. 2013.

Não obstante as múltiplas figuras típicas relacionadas ao aborto, o foco deste trabalho estará na prática da interrupção voluntária da gestação, ou *"auto abortamento"*, conforme previsto no art. 124 do Código Penal. A escolha decorre do fato das suas consequências recaírem, exatamente, sobre a mulher que delibera sobre seu próprio corpo, que por atuar desamparada pelo sistema público de saúde, expõe-se a riscos físicos e psíquicos, além de, eventualmente, inserir-se no sistema de justiça na qualidade de investigada e ré.

Obviamente, a consequência de uma mudança de paradigma sobre o autoaborto alterará, necessariamente, os conteúdos legislativos previstos nos demais tipos penais que o sucedem, como a responsabilização dos profissionais da Medicina ou terceiros que praticam o abortamento com o consentimento da gestante (cfe. art. 126 do Código Penal) e, também por este motivo, uma proposta de descriminalização precisa partir da deliberação da mulher e de seu ato individualmente considerado.

A interrupção da gestação é, sempre, um ato complexo e difícil, que exige, por isso mesmo, alta carga de responsabilidade por quem defende uma legislação mais permissiva e, principalmente, por quem o pretende praticar. É neste sentido o importantíssimo discurso perante o parlamento da França proferido por Simone VEIL, então Ministra da Saúde do Governo, que, após 25 (vinte e cinco) horas de discussões, culminou com a legalização do aborto em 1974 naquele país.

Para se debater o aborto, faz-se necessária uma análise concreta sobre questões antecedentes que levaram e levam mulheres a abortar. Essas questões antecedentes passam, necessariamente, por uma pergunta: o ato que gerou a gestação foi um ato de liberdade dessa mulher? Liberdade essa que deve ser compreendida para além do exercício de direitos reprodutivos, levando-se em conta aspectos sociais, econômicos, culturais e existenciais.

A Religião e a Filosofia tiveram papel fundamental, ao longo da história, na manutenção das opressões sobre os corpos das mulheres, servindo de base supostamente teórica para sustentação da sociedade e família patriarcal. Com o aborto, não foi diferente, sendo o componente religioso aquele que mais obstou e ainda obsta os avanços necessários para um tratamento responsável e condigno. Neste sentido, a Filosofia, sobretudo a contemporânea, tem desempenhado papel diametralmente oposto, trazendo importantes reflexões e a necessidade de uma evolução na compreensão da vida e das liberdades individuais.

O movimento feminista tem papel histórico e imprescindível sobre o reconhecimento dos direitos humanos das mulheres e produziu, na sociedade contemporânea, profundas mudanças socioeconômicas e relacionais entre os indivíduos, resultando não só em transformações das interações no âmbito familiar, mas também transformando a própria estrutura social.

O reconhecimento dos direitos sexuais e reprodutivos das mulheres, uma das principais lutas dos movimentos feministas, tem importância fundamental para o avanço de outros direitos como a cidadania, a igualdade, a não-discriminação e, em última análise, a dignidade da pessoa humana.

É certo que o processo de estigmatização da mulher que pretende exercer seus direitos sexuais e reprodutivos de forma plena resulta em anacronismos, desde o processo legislativo até a implementação de políticas públicas que visem a uma abordagem não-discriminatória, tanto do ponto de vista científico, quanto no âmbito jurídico, atentando aos princípios individuais que decorrem da garantia jusnaturalista da dignidade da pessoa humana.

Para esmiuçar e compreender amplamente a interrupção voluntária da gestação, reconhece-se a existência de critérios morais, ideológicos e religiosos, uma vez que a busca de uma alteração na legislação pátria passa, necessariamente, pela ponderação e diálogo.

Contudo, demonstra-se a necessidade de alocação de tais critérios em posição secundária para deslocar o tema da área da segurança para a área da saúde pública, expondo os danos individuais e coletivos da criminalização, com amparo em dados estatísticos, no direito comparado e no sucesso de modelos históricos e mais recentes.

Tendo em vista o forte apelo social, por vezes, partir-se-á de conceitos extraídos do senso comum para transportá-los ou traduzi-los com base em critérios científicos, calcados na Filosofia, na Medicina ou no Direito, como forma de, por meio da tentativa de um diálogo prudente, efetivamente prestar uma contribuição à sociedade.

Se a Constituição Federal garante o direito à vida, as mulheres merecem um olhar da sociedade, um olhar amparado nas garantias constitucionais e na defesa intransigente dos direitos humanos.

As reflexões que se pretendem, no plano do direito constitucional, focam-se na possibilidade de o crime previsto no art. 124 do Código Penal de 1940, que não sofreu qualquer alteração legislativa ao longo de mais de 80 (oitenta) anos, afrontar preceitos constitucionais fundamentais como a dignidade da pessoa humana (art. 1.º. inciso III), a cidadania (art. 1º inciso II), a vedação à discriminação (art. 3º inciso IV), a inviolabilidade da vida, da liberdade, da igualdade (art. 5º, inciso I), o direito à saúde (art. 6º, *caput* e art. 196) e ao planejamento familiar (art. 226, § 7º).

Do plano constitucional, o trabalho evoluirá na busca de compreender o fenômeno a partir de um enfoque na ciência conjunta do Direito Penal (DIAS, 2001, p. 31), expondo os aspectos criminológicos envolvidos, abordando características da pessoa desviante[14], com foco nas teorias criminológicas crítica e do *labelling approach* e na revitimização, evoluindo para uma proposta de novo enfrentamento do tema mediante a reformulação da política criminal incidente,

[14] Prefere-se desviante ao invés de delinquente.

através da aplicação do método da intervenção mediadora (SHECAIRA, 2014, p. 235-250).

Compreendendo-se os valores morais e religiosos em questão, mas com foco na danosidade da criminalização, conclui-se com uma proposta da descriminalização da conduta de interrupção voluntária da gestação, obedecidos alguns critérios técnicos de tempo e razão. Com isto, pretende-se sua definitiva alocação como tema afeto à saúde pública, que merece das nossas instâncias políticas um olhar atento e ações de proteção para a efetividade do direito à saúde das mulheres e meninas, como previsto nos arts. 6º, *caput*, e 196 da Constituição Federal.

1.2 A religião e a filosofia

Giulia Galeotti (2007, p. 22) divide a compreensão do tema aborto na história em duas fases. A primeira fase, que se inicia na Antiguidade e estende-se até a Idade Moderna, é reconhecida como aquela em que *"o aborto é uma coisa de mulheres"*, sendo o feto compreendido como uma extensão do corpo feminino.

Na Grécia antiga, nascedouro da filosofia ocidental, a mulher ocupava posição política semelhante à do escravo, uma vez que em Atenas ser livre significava não ser escravo, não ser estrangeiro e não ser mulher. A esta incumbia os trabalhos domésticos e tudo o que mantinha a subsistência dos homens livres, como tecelagem e alimentação[15]. Nesse sentido, a prática da arte, da filosofia e da política eram proibidas às mulheres, ressalvada a exceção da escola para mulheres fundada pela poetisa Safo de Mitilene[16].

---

[15] ALVES, Branca Moreira e PITANGUY, Jacqueline. *O que é feminismo.*, pp.11/12.

[16] Na escola ensinava-se poesia, arte, músicas, atividades físicas, como a dança, além de bons modos e como ser feminina, demonstrando-se que, se por um lado se viabilizou o conhecimento das artes, por outro, mantida a divisão de espaços entre os gêneros, que ainda sofre processo de desconstrução, dada sua histórica naturalização.

Nesta conjuntura, a identificação do feto como parte do corpo da mulher correspondia ao seu papel social, intimamente vinculado à maternidade, que representava o principal evento na vida das mulheres antigas, sendo suas existências fortemente ligadas à capacidade de gestar.

Ulpiano definiu o feto como uma parte das entranhas da mulher. Sócrates conceituava o aborto como um direito materno, enquanto Platão recomendava a prática do aborto após os 40 (quarenta) anos, como forma de prevenção a transtornos de saúde e de cuidado com o próprio corpo. Aristóteles, como defensor da teoria da animação[17], aconselhava o aborto como forma de controle populacional, desde que praticado antes da aquisição de *"alma"* pelo feto.

Hipócrates, considerado o pai da Medicina ocidental, contempla o tema em um de seus juramentos: *"não administrarei um medicamento mortal em ninguém, nem com seu pedido. Do mesmo modo não darei a mulher alguma um pessário abortivo"*[18]. É importante ressaltar que a gravidez e mesmo o nascimento de bebês não eram, na Antiguidade, assunto para homens, mesmo médicos, os quais somente teriam acesso ao corpo feminino em caso de morte do feto para sua extração. Portanto, não obstante o juramento hipocrático, a contracepção, o aborto, a gestação e o nascimento eram assuntos de mulheres, cujos conhecimentos eram transmitidos de geração a geração, dado o pudor existente na época em relação ao corpo íntimo feminino.

A própria afirmação sobre a existência de uma gestação era um ato da mulher, individual e privado, sendo certo que um abortamento,

---

[17] A teoria da animação pode ser definida como o momento em que a alma humana adentra no embrião ou no feto. O momento de ocorrência deste "fenômeno" varia de acordo com as condições de tempo e espaço, bem como decorre de compreensões de cunho religioso e ideológico.

[18] Juramento de Hipócrates. Conselho Regional de Medicina do Rio Grande do Sul. Disponível em Juramento de Hipócrates Conselho Regional de Medicina do Estado do Rio Grande do Sul (cremers.org.br), acesso em 19/11/22.

realizado entre mulheres em fase inicial de gestação, sequer viria a ser de conhecimento dos homens.

Muito embora a pré-Medicina da Antiguidade tenha se ocupado da ginecologia, segundo escritos de Sorano de Éfeso, a clínica não era uma prática e o assunto esteve restrito à teoria por séculos (GALEOTTI, 2007, p. 29), não obstante a teoria da animação tenha permeado a Filosofia, resultando, desde os tempos remotos, em posicionamentos obviamente ditados por homens acerca da maleficência do aborto.

Em que pese a ausência de fontes históricas sobre o aborto na Antiguidade, exatamente em razão de representar um assunto de mulheres, no ambiente privado, considerando-se a abordagem moral que acompanha o tema até os tempos atuais, com forte carga religiosa e a importância da definição do bem jurídico *"vida"* para a manutenção da criminalização da prática, mostra-se relevante a contextualização das teorias filosóficas sobre a vida, para a fixação de alguns parâmetros que serão posteriormente confrontados com as evidências científicas.

Não obstante a carência de fontes, Giulia Galeotti define que o aborto no cenário Greco-Romano era *"prática largamente difundida em todas as classes sociais"*, com utilização de métodos arriscados, como o uso de fármacos, exercícios violentos e com a utilização de instrumentos que não raro produziam resultados devastadores nas mulheres, de onde se extrai a preocupação de Hipócrates (GALEOTTI, 2007, p. 35).

Aristóteles compreendia que a concepção só ocorria com a união ou com a *"coagulação das duas sementes"*[19], compreendendo o corpo do feto como um ato da mãe e a formação da *psique* como um ato do pai. Em sua obra *Política*, indica a prática de aborto como método privado

[19] BODIOU, Lydie. *O Filho Indesejado: o aborto na Grécia antiga*. Publicação Semestral do Núcleo de Documentação Histórica da UFPel - Profa. Beatriz Loner. Programa de Pós-Graduação em História da UFPel, Instituto de Ciências Humanas, Universidade Federal de Pelotas, 2002.

de controle de natalidade, ou seja, como meio de efetivo planejamento familiar, mas desde que *"antes que se desenvolva a sensibilidade e vida no feto"*, o que ocorreria aos 40 dias no feto masculino e aos 80 dias no feto feminino. (GALEOTTI, 2007, p. 38)

Seguiram os preceitos aristotélicos tanto Santo Agostinho, no século IV, quanto São Tomás de Aquino, no século XIII. Se, por um lado, Agostinho na obra *"De nuptiis et concupiscentia"* condenava o uso de remédios (*"venenos"*) contraceptivos ou abortivos pelas mulheres, admitiu, posteriormente, que apenas 40 dias após a fecundação poder-se-ia atribuir vida ao feto.

Sem prejuízo da análise do valor intrínseco e sagrado da vida humana e da alma, necessário, mais uma vez, observar a existência de forte conteúdo de preconceito de gênero nesta compreensão[20]. Se Santo Agostinho nominava como prostitutas as mulheres que, mesmo casadas, buscavam métodos contraceptivos ou abortivos, São Tomás de Aquino, apoiando-se em Aristóteles, sustentava que fetos femininos demoravam mais tempo para imbuir-se da alma humana e defendia que a mãe somente era responsável por sustentar o crescimento do feto, enquanto o gestava, ao passo que o pai responderia pela *"alma gerativa"*.

Na Roma do período clássico, o feto era juridicamente considerado como parte do corpo da mulher e, como tal, propriedade do homem. Neste momento histórico, o aborto passa a ser sancionado criminalmente, objeto de penas como o exílio e trabalhos forçados, não obstante inalterada a compreensão de que o feto continuava sendo parte integrante do corpo da mulher. O que se protegia, como já se afirmou, era o poder de deliberação do chefe da família ou progenitor

---

20 Segundo PRECIADO, Paul B., em *"Testo Junkie – Sexo, drogas e biopolítica na era farmacopornográfica"*, o termo gênero foi cunhado pelo pedopsiquiatra estadunidense John Money, apartando-o do termo "sexo" para definir o "pertencimento de um indivíduo a um grupo de comportamento e expressão corporal culturalmente reconhecido como 'masculino' ou 'feminino'. Página 29.

e o que se punia, portanto, era o exercício de autonomia pela mulher em relação ao seu próprio corpo.

Ao longo do processo histórico, como se reproduz hodiernamente, os grupos religiosos têm sido a fonte institucionalizada fundamental da oposição ao aborto, sobretudo no que se refere ao provisionamento ideológico e à organização de movimentos extremistas.

Ronald Dworkin fixa a controvérsia e o fundamento dos valores tanto dos grupos pró quanto dos antiaborto na ideia de sacralidade da vida; ou seja, para o autor, mesmo para os defensores do aborto, enquanto um direito e uma das expressões da liberdade individual da mulher, há fortíssima vinculação moral com o valor intrínseco da vida, uma vez que *"a vida é sagrada em si mesma"*. O autor aponta o erro essencial da compreensão humana sobre o tema na indevida comparação entre o não nascer e o morrer, sustentando a não equivalência entre uma expectativa devida e uma vida em si mesma. (DWORKIN, 2009, p. 13)

As reflexões de Ronald Dworkin mostram-se fundamentais na minimização das premissas morais na relação da sociedade com a temática do aborto, sem a excentricidade de Peter Singer nem o fundamentalismo da religião, mostrando-se como um ponto de vista ponderado entre a vida em potencial e a autonomia da mulher.

Para Ronald Dworkin, portanto, as respostas dadas pelos grupos conflitantes[21] são carregadas de incertezas e a solução da questão não está na adoção de nenhuma das respostas de forma absoluta, mas decorre de uma ponderação entre ambas que, sob o manto do Estado de Direito, demandando a consolidação de interesses coletivos e de direitos individuais, com a exigência de responsabilidade e ponderação por parte de seus agentes e defensores.

---

[21] Esses embates, ocorridos principalmente nos Estados Unidos da América do Norte, foram denominados de *pro choice X pro life*, para identificar o grupo a favor do direito da escolha da mulher *versus* o grupo em favor do valor absoluto da vida do feto.

É exatamente entre os grupos extremistas das mais diversas religiões que se concentram os esforços e a organização dos movimentos antiaborto, mas a Igreja Católica, como a primeira fonte de equiparação do aborto ao homicídio, é que reúne, de forma global, mais adeptos do fundamentalismo contrário ao livre exercício de autonomia reprodutiva das mulheres, com base em seus seculares dogmas.

No judaísmo, diferentemente do que se dava em Roma e na Grécia, o aborto não era aceito, o que pode ser contextualizado no desejo dos judeus em povoar e, também, na compreensão religiosa de que Deus beneficia seus fiéis com o dom da vida. Segundo esta religião, a vida começa ainda antes da concepção, contudo, fazendo importantes recortes entre as fases dessa vida e o valor equivalente a cada uma delas. Assim, a vida embrionária não pode ser valorada equivalentemente com a vida extrauterina ou a vida da gestante. As múltiplas correntes do judaísmo, portanto, compreendem o risco materno como uma motivação idônea para o abortamento, privilegiando-se a vida da gestante.

Contudo, em correntes ortodoxas, o feto somente passa a ser reconhecido como "*ser vivente*" no momento da coroação, ou seja, quando parte da sua cabeça já deixou o corpo da gestante. Na hipótese da presença de doenças genéticas graves, as posições divergem bastante, contudo, há correntes que defendem a realização do aborto terapêutico[22].

Já na Idade Média, a Igreja Católica posicionou-se firme e contrariamente ao aborto provocado e à contracepção, equiparando-os ao homicídio, em posição que se alinha à visão teológica de mundo, para a qual o homem é corrupto e a justiça é divina.

Nos séculos XVIII e XIX, a sociedade burguesa centraliza no feto o pensamento sobre o aborto, apartando-se da ideia que se trata de uma questão única e exclusiva de mulheres, com apoio em descobertas

---

[22] Fonte: https://www.conib.org.br, acesso em 19/03/2022.

científicas da época sobre a fecundação, mas com o objetivo claro de incremento da mão de obra, necessário aos ideais burgueses de trabalho e geração de capital.

É neste contexto de visão antiteológica de mundo que a Igreja Católica, em 1869, por iniciativa do Papa Pio IX, passa a punir a prática do aborto com sanção de excomunhão direta, a mais grave das penas previstas pelo Vaticano.

Alguns autores sustentam que o motivo para o agravamento da sanção foi política, dada a pressão exercida por Napoleão III, da França, que via sua população em decréscimo naquele período histórico e creditava a queda de natalidade francesa à prática da interrupção voluntária da gestação.

As razões da Igreja Católica, por sua vez, estariam na sua perda de poder político após a Revolução Francesa e o Iluminismo, contexto em que a aliança com a França poderia auxiliar no resgate deste protagonismo. Portanto, a condenação à mais dura sanção do aborto voluntário pelo Papa Pio IX contextualiza-se, ainda, na adoção, pela Igreja Católica, de uma postura conservadora frente aos ideais liberais da época.

Outros autores, a exemplo de Ronald Dworkin, sustentam uma posição teológica: foi o Papa Pio IX que, em 1854, proclamou o dogma da Imaculada Conceição de Maria, segundo o qual a concepção da Virgem Maria ocorreu livre do pecado original, antecipando, portanto, a compreensão do início da vida humana para a concepção.

A Congregação para a Doutrina da Fé, em seu documento "*Declaração sobre o Aborto Provocado*", de 1974, oficializa o reconhecimento da vida humana desde a concepção – porque dotada de alma –, reafirmando a condenação ao aborto desde a Idade Média:

> É certo que, na altura da Idade Média em que era opinião geral não estar a alma espiritual presente no corpo senão passadas

> as primeiras semanas, se fazia uma distinção quanto à espécie do pecado e à gravidade das sanções penais. (...). Mas, jamais se negou, mesmo então, que o aborto provocado, mesmo nos primeiros dias da concepção fosse objectivamente falta grave. Uma tal condenação foi de facto unânime.[23]

O Vaticano, em 1987, através da *"Instrução sobre o respeito pela vida humana em sua origem e sobre a dignidade da procriação"* condena a prática voluntária com a seguinte argumentação:

> O fruto da geração humana, portanto, desde o primeiro momento da sua existência, isto é, a partir da constituição do zigoto, exige o respeito incondicional que é moralmente devido ao ser humano na sua totalidade corporal e espiritual.[24]

E vai além, condenando, ainda, trabalhos científicos de diagnósticos de deformações ou doenças que possam levar à prática do aborto: *"um diagnóstico que ateste a existência de uma deformação ou de uma doença hereditária não deve equivaler a uma sentença de morte"*[25], mantendo consistência deste posicionamento na proibição da eliminação de embriões na prática de fertilização *in vitro,* ao sustentar que o homem, assim, tomaria para si o papel de Deus, comportando-se como *"senhor da vida"*.

É possível verificar uma importante mudança de paradigma pela Igreja Católica para a condenação do aborto, pois, no avançar do

---

[23] VATICANO, "Declaração sobre o Aborto Provocado", https://www.vatican.va/roman_curia/congregations/cfaith/documents/rc_con_cfaith_doc_19741118_declaration-abortion_po.html, 1974, acesso em 26/02/2022.

[24] VATICANO, "Instruções sobre o respeito pela vida humana em sua origem e sobre a dignidade da procriação", https://www.vatican.va/roman_curia/congregations/cfaith/documents/rc_con_cfaith_doc_19870222_respect-for-human-life_po.html, 1987, acesso em 26/02/2022.

[25] VATICANO, "Instruções sobre o respeito pela vida humana em sua origem e sobre a dignidade da procriação", https://www.vatican.va/roman_curia/congregations/cfaith/documents/rc_con_cfaith_doc_19870222_respect-for-human-life_po.html, 1987, acesso em 26/02/2022

processo civilizatório no reconhecimento dos direitos das mulheres, passa a posicionar-se de forma mais constante e firme na condenação do aborto, a exemplo dos documentos de 1974 e 1987.

A *"Declaração sobre o Aborto Provocado"* é publicada num momento histórico em que algumas sociedades ocidentais – em especial a norte-americana e a francesa – posicionam-se de forma contrária à proibição da prática da interrupção voluntária da gestação pelo Estado.

Contudo, mesmo entre católicos praticantes, a doutrina da animação, que reconhece a existência de vida humana desde a concepção, tem se mostrado cada dia menos aceita, o que fica claro através de pesquisas de opinião sobre o aborto.

Atualmente, outras linhas doutrinárias católicas e evangélicas justificam a oposição ao aborto em questões humanitárias, pretendendo conferir coerência àqueles que defendem os direitos humanos. De acordo com tal linha de pensamento, seria incoerente que pessoas contrárias à pena de morte e defensoras de valores humanitários, como saúde, trabalho e educação para todos, se colocassem como defensoras da morte de um inocente (feto).

Tais linhas doutrinárias pretendem simplificar a complexidade do tema relativo ao início da existência humana, fixando suas razões no *"respeito pelo valor intrínseco da vida"*, como ato de natureza divina que, portanto, deve ser respeitado, sem considerar a manifesta não equivalência entre uma vida em perspectiva e uma vida já existente (DWORKIN, 2009, p. 68).

No cenário nacional atual destaca-se o movimento "Católicas pelo Direito de Decidir"[26], composto por mulheres de ideais feministas e católicas praticantes, que defendem a descriminalização do aborto

---

[26] Definem-se como *"movimento político de cunho internacional que se articula em organizações não-governamentais (ONGs) hoje em 12 países pelo mundo. Formada por mulheres que são católicas, a ONG propõe um questionamento das leis eclesiásticas da instituição, em especial aquelas relacionadas ao aborto, direitos reprodutivos e à autonomia das mulheres sobre o próprio corpo"*, em www.católicas.org.br, acesso em 13/03/2022.

fundadas na autonomia e liberdade individual e na laicidade do Estado na condução de políticas públicas.

Judith Jarvis Thompson (2012, p. 145-164), ao fazer uma análise dos argumentos contrários ao aborto, também sob o viés do direito à vida, traz importantes reflexões sobre a preocupação dos movimentos antiaborto em explicar porque existe vida desde a concepção e a completa ausência de discussão sobre este passo até a inadmissibilidade do aborto, fazendo interessante paralelo entre seres humanos – com direito à vida – que estão interligados em suas veias e o exercício do direito de decisão de um deles colocará a vida do outro ao fim.

O pensamento extraído da autora pode ser entendido como ponderado, na medida em que discute o direito à escolha a partir de premissas relevantes como o risco de vida ou mesmo questões existenciais, sustentando que, quanto antes realizado, mais distante do valor "*vida*" estará a interrupção voluntária da gestação.

Em síntese, nas civilizações greco-romanas o aborto era concebido como uma questão da mulher, somente punível sob a perspectiva de violação dos direitos do *pater*. Posteriormente, com o avançar do cristianismo, passa a ser encarado sob uma leitura religiosa, equiparadamente ao crime de homicídio para, posteriormente, após a Revolução Francesa, o feto representar uma entidade política relevante.

Expostos alguns elementos sobre a compreensão da interrupção voluntária da gestação para a Filosofia e a Religião, mostrando-se a primeira como notável fonte evolutiva, resta claro que ambas se socorrem de abordagens sobre o início da vida humana para a compreensão do direito à vida e, consequentemente, sua proteção.

É fato que, como se demonstrará mais adiante, a descriminalização do aborto não depende, de forma isolada, de uma vertente ideológica ou uma abordagem própria sobre o início da vida.

Contudo, a proposição de uma construção de caminho de consenso para a transformação da lei impõe o enfrentamento, ainda que de certa forma superficial, de toda a complexidade de abordagens que atravessam o tema. Porque, sim, o tema é complexo e árduo, exigindo, para sua superação, o reconhecimento das razões que fundamentam as diversas correntes que pretendem debatê-lo.

É assim que se faz necessária uma breve abordagem sobre o início da vida, suas teorias e incongruências da legislação brasileira a seu respeito.

1.3 Abordagem sobre o início da vida

As correntes filosóficas, religiosas ou simplesmente morais sobre o aborto pautam-se, por vezes, em dados científicos para fundamentar seus posicionamentos em relação ao aborto, adotando conclusões diversas em relação ao início da vida biológica.

Uma ressalva importante e que de início deve ser marcada sobre o que a bioética vem se ocupando para a definição de um conceito jurídico de vida, seria o cindir os conceitos de vida biológica e vida biográfica.

Para Luciana Dadalto e Nathalia Gonsalves a *"vida inviolável é aquela que se amolda à autonomia individual do sujeito de direitos, sendo impossível,* de per se, *um conceito estático acerca deste direito"*.[27]

A reflexão bioética sobre a vida biográfica, embora com aplicação prática e teórica na seara das discussões sobre cuidados paliativos e eutanásia, não deixa de ter relevância para a compreensão do conflito posto na criminalização do aborto, enquanto de um lado se apresenta o direito à vida e, de outro, a autonomia da vontade da mulher.

A preponderância da vida biográfica sobre a vida biológica, como fundamento da tutela jurídica da vida, é imperativo para a

[27] "Wrongful Prolongation of Life: um novo dano para um novo paradigma de proteção da autonomia", in *Revista Brasileira de Direito Civil – RBDCivil* | Belo Horizonte, v. 25, p. 271-282, jul./set. 2020.

compreensão de que a vida biológica não pode se sobrepor à autonomia da vontade e à dignidade humana do sujeito de direitos.

Nesse sentido, citando Vans Helsselaer Potter[28], as autoras ressaltam que a compreensão sobre o bem jurídico "vida" deve estar associado ao conceito de biografia, ou seja, enquanto aquela vida fizer sentido para o indivíduo e valer a pena ser vivida, do ponto de vista existencial.

Ressalvada a relevância de garantias constitucionais como a autonomia da vontade e a dignidade humana sobre o bem jurídico tutelado (vida), soma-se à discussão o fato de que a hora exata do início da vida humana, do ponto de vista biológico, é controverso, incerto e objeto de algumas correntes de interpretação.

A teoria ecológica determina que a capacidade de sobrevivência extrauterina demarcaria o ponto inicial da vida humana, que ocorre entre a 20ª e a 22ª semanas de gestação, com a formação do pulmão do feto, havendo possibilidade de existência fora do corpo da mulher, ainda que dependente de métodos não-naturais de suporte à vida, como a intubação, fornecimento de oxigênio em incubadoras, manutenção artificial de temperatura, entre outros.

A teoria neurológica considera a existência de ondas cerebrais como marco para o início da vida, que ocorre em torno da 8ª semana de gestação, em uma correspondência lógica com o marco do final da vida, considerado com a morte cerebral. Muito embora a legislação brasileira contemple o final da vida a partir do diagnóstico de morte encefálica, claramente não adota o critério lógico para a determinação do início da vida, uma vez que, como regra, criminaliza o aborto em qualquer estágio de gestação[29].

---

[28] POTTER, Vans Helsselaer. *Global bioethics: building on the Leopold Legacy*. Michigan: Michigan State University, 1988.

[29] Lei nº 9.343/1997 – Dispõe sobre a remoção de órgãos, tecidos e partes do corpo humano para fins de transplante e tratamento e dá outras providências.

Não obstante a escolha do legislador constituinte pela sua caracterização como um Estado laico (art. 19, inciso I, da Constituição Federal), adota o Brasil a corrente genética, disseminada pela Igreja Católica, que defende o início da vida a partir da fecundação, com a fusão entre óvulo e o espermatozoide, originando um ser com carga genética própria.

Para a corrente genética, o marco do início da vida a partir da fecundação não se altera em caso de fecundação *in vitro*, reconhecendo-se a vida humana, inclusive *extra corpore*.

No cenário legislativo brasileiro, a Lei de Biossegurança autoriza expressamente, ainda que com muitas restrições, a utilização de embriões humanos excedentes para fins de pesquisa e terapia de células-tronco embrionárias[30].

Foi, inclusive, com fundamento na teoria da concepção sobre o início da vida que o Ministério Público Federal propôs Ação Direta de Inconstitucionalidade[31] acerca do art. 5º da Lei nº 11.105/2005, já objeto de exame de pelo Supremo Tribunal Federal, que afirmou a constitucionalidade das pesquisas previstas no dispositivo legal.

A previsão de utilização de embriões viáveis guardados há três anos ou mais (art. 5º, inciso II) apresenta inequívoco conflito com a adoção da teoria genética pelo Direito Penal brasileiro na criminalização do aborto, e talvez seja um dos motivos pelo qual a Lei nº 11.105/05 represente um avanço ainda tímido diante do progresso científico e tecnológico.

O Direito Penal, em razão dos princípios da subsidiariedade e da intervenção mínima, ao se ocupar de temas relacionados ao progresso científico (manipulação genética), em decorrência daquilo que Ulrich Beck definiu como sociedade de risco, além de gerar antagonismo

---

[30] Lei nº 11.105, de 24 de março de 2005.

[31] STF, ADIN nº 3510.

hermenêutico entre normas vigentes, obsta um pleno avanço científico na tutela de bens jurídicos supraindividuais.

A leitura dos tipos penais atrelados à manipulação genética deixa clara a impropriedade do Direito Penal para tratar do tema, na medida em que cria obstáculos para a utilização de células-tronco embrionárias, por exemplo, e deixa de prever a criminalização de práticas de eugenia, que bastaria como forma de tutela de direitos fundamentais individuais e possibilitariam o avanço científico e tecnológico na manipulação de embriões, clonagem de órgãos e outros.

A teoria da concepção, sustentada pela corrente genética, vê-se expressa, ainda, no art. 2º do Código Civil[32] que, apesar de reconhecer os direitos da personalidade somente a partir do nascimento – chamada de teoria natalista da personalidade –, prevê a salvaguarda de direitos do nascituro[33] *"desde a concepção"*.

Há, ainda, a teoria embriológica, que define o início da vida a partir da 3ª semana de gestação, momento exatamente posterior à possibilidade de divisão do zigoto para originar um ou mais indivíduos, aqui considerada a impossibilidade de se definir a vida humana enquanto ainda há viabilidade de divisão celular para originar vidas humanas.

Outras teorias menos utilizadas para explicar o momento de início da vida existem, mas não se encontram contempladas pelo direito brasileiro.

A adoção de uma ou outra teoria sobre o início da vida tem sido importante foco das políticas públicas relativas ao aborto, principalmente nas iniciativas legislativas. Contudo, como se viu, o sistema normativo brasileiro possui incongruências, com o albergamento de diferentes teorias para salvaguardar diferentes, mas correlatos, direitos.

---

[32] *"Art. 2º. A personalidade civil da pessoa começa do nascimento com vida; mas a lei põe a salvo, desde a concepção, os direitos do nascituro."*

[33] De acordo com o dicionário Michaelis é "aquele que há de nascer". https://michaelis.uol.com.br/moderno-portugues/busca/portugues-brasileiro/nascituro/, acesso em 22/07/2022.

Por um lado, autoriza o transplante de órgãos em momento *post mortem* com o diagnóstico de morte encefálica (Lei nº 9.434/97), por outro criminaliza o aborto a qualquer tempo pela proteção do direito à vida desde a concepção (Código Penal) e em outro momento, autoriza a utilização de embriões para fins de pesquisa (Lei nº 11.105/05).

Em que pese o tema seja de difícil consenso, não pode a legislação brasileira contemplar tamanha contradição que, mesmo que superada hermeneuticamente, tem resultado em inequívocos atrasos do ponto de vista científico e, ainda, violado direitos fundamentais das mulheres e causando-lhes revitimização, marginalização e estigmatização, como se verá posteriormente na presente pesquisa.

O debate sobre o início da vida, em verdade, tem se apresentado como importante óbice para a evolução dos debates sobre a criminalização do aborto, sendo, contudo, um ponto inicial dentro de uma perspectiva de conscientização social e conciliação entre membros de uma sociedade que visa a valores como o bem-estar e a paz.

Muito embora a solução para a criminalização esteja focada nas consequências da tipificação da conduta e o Brasil seja um Estado laico, a construção de novos paradigmas de política pública deve, necessariamente, atravessar um caminho de entendimento social, o que passa, também, pela perspectiva de diálogo a partir de fundamentos religiosos e de sacralidade da vida.

O debate sobre o aborto pode, sim, reconhecer a importância do marco do início da vida, visando a um progressivo e evolutivo processo de normalização. Talvez a fixação de um marco científico constitua-se em premissa importante para o princípio desta caminhada, o que pode se dar a partir da uniformização da legislação no que se refere ao momento do início da vida.

Enfim, retornando a Ronald Dworkin para se estabelecer qual a natureza do tema aborto para uma reflexão sobre o papel do Estado no seu enfrentamento, Terezinha Inês Teles Pires encerra, acertadamente, sustentando que se o tema é de ordem ética ou de moralidade pessoal. Não cabe ao Estado o exercício de controle social, sob o prisma da individualidade e da liberdade. A ética, neste sentido, é vista como uma ética pessoal, na qual o Estado não intervém, ou não deveria intervir (PIRES, 2013, 378-379).

A autora sustenta, então, que os direitos reprodutivos não devem ser compreendidos como expressão de moralidade política, ou seja, coletiva, encerrando:

> O tema do aborto é emblemático nesse sentido, pois pode ser considerado um tema próprio da razão pública, que, como tal exige uma definição comunitária à qual todos obrigatoriamente devem submeter-se, independentemente de suas valorações pessoais, ou pode ser considerado uma questão cujo conteúdo moral deve ser determinado autonomamente pela mulher, decidindo ela própria, sem interferências alheias, em caso de gravidez indesejada, pela realização ou não do aborto. (PIRES, 2013, 378-379)

Por fim, arrematando o tema sobre a relevância da filosofia e da política em detrimento mesmo dos critérios biológicos que definem o início da vida, a criminalização do aborto se apresenta, ainda, como resultado da manutenção do controle do corpo da mulher, como retratado na obra de Michel Foucault.

Ao tratar da transformação do poder disciplinar sobre o indivíduo, exercido pelo soberano e consistente no "*direito de fazer morrer ou de deixar viver*" dos séculos XVII até meados XVIII, para aquilo que denominou de biopolítica (final do século XVIII), o autor define controle de natalidade, taxa de reprodução e outros mecanismos de controle da vida biológica como os "*primeiros alvos de controle dessa biopolítica*" (FOUCAULT, 2002, p. 287).

Os mecanismos de controle da biopolítica, diferentemente do poder disciplinador, agem no controle da população como um todo e não mais sobre o indivíduo em si, sendo exercido desde a geração de natalidade, até procedimentos de medicina e sanitarismo implementados para prolongar a vida e evitar a morte.

De acordo com Michel Foucault, o controle exercido através da biopolítica se dá através de mecanismos reguladores, o que deve ser compreendido como fundamental para o surgimento das legislações proibitivas sobre o aborto. Se, por um lado, o corpo se disciplina, por outro, a população se regulamenta, sendo a participação do Estado determinante para o sucesso da forma de controle.

E é sob esse prisma que a sexualidade se apresenta como a "*encruzilhada*" onde o poder disciplinador e a biopolítica agem concomitantemente:

> Eu creio que, se a sexualidade foi importante, foi por uma porção de razões, mas em especial houve estas: de um lado, a sexualidade, enquanto comportamento exatamente corporal, depende de um controle disciplinar, individualizante, em forma de vigilância permanente (...); e depois, por outro lado, a sexualidade se insere e adquire efeito, por seus efeitos procriadores, em processos biológicos amplos que concernem não mais ao corpo do indivíduo, mas a esse elemento, a essa unidade múltipla constituída pela população. (FOUCAULT, 2002, p. 300)

Avançando, o autor afirma que a sociedade e o exercício do poder estruturados na biopolítica, ao transformar a ideia de "*fazer morrer ou deixar viver*" em "*fazer viver e deixar morrer*" (FOUCAULT, 2002, p. 294), transforma a morte também em tabu, algo a ser evitado através do controle por meio da regulamentação, igualmente ao que ocorre com o exercício da sexualidade.

Dentro deste prisma, verifica-se que a temática do aborto se insere entre dois dos principais temas tabus na sociedade de controle pelo mecanismo do biopoder: a morte e o sexo, em um contexto em que o exercício da sexualidade é inteiramente voltado à função social da reprodução da vida, atendendo aos mecanismos de controle que visam ao aumento da natalidade.

A sociedade de controle baseada no biopoder age no controle dos corpos individuais – sobretudo das mulheres –, não só em decorrência dos valores cristãos de outrora, mas como exercício da biopolítica, que, na busca da regulamentação da vida dos indivíduos enquanto população, desde a natalidade até a evitação da morte e prolongamento da vida, transforma a morte e o exercício livre da sexualidade em tabus.

Portanto, com a evolução do processo civilizatório e do reconhecimento dos direitos individuais, não obstante a necessidade de compreensão sobre toda a trajetória histórica, moral, religiosa e ideológica sobre o aborto e de construção de caminho ponderado para sua descriminalização, impõe-se estabelecer como foco os direitos constitucionais fundantes da nossa República e nas consequências danosas da criminalização da prática, como há muito vem sendo publicizado pelos movimentos feministas.

1.4 O(s) movimento(s) feminista(s)

O movimento feminista, nascido e alimentado a partir da inquietação de mulheres que não aceitam a subalternidade e lutam por igualdade de direitos, apresenta-se como principal vetor da defesa do aborto como um direito da mulher.

Mas o que seria o feminismo? Como definir um movimento tão grandioso, fluido, adaptável, fragmentado e evolutivo como o são, também, as ciências humanas?

A historiadora Lucy Delap compreende o feminismo de forma não linear, mas cíclica, fortemente amparado nas condições de tempo e lugar em que se dá determinado fenômeno histórico:

> Todas compartilham a noção de que ser mulher significa uma desvantagem em relação aos homens e que isso pode ser enfrentado por meio de lutas. Mas as reivindicações políticas resultantes variaram drasticamente ao longo do tempo e procederam sob muitos nomes diferentes. O feminismo seria mais bem compreendido como um conjunto de ações, questões e demandas imbricadas e internamente complexas, que vêm sendo formuladas desde o século XVIII, ou mesmo antes. (DELAP, 2002)

Nelly Roussel, ativista francesa do início do Século XX, anarquista e feminista, discutia o aborto com foco no controle de natalidade como forma de prevenir desastres e a fome, e foi defensora dos direitos sexuais e reprodutivos das mulheres, merecendo, ainda que com forte crítica, menção por Nelson Hungria em seu capítulo sobre o crime de aborto, que lhe transcreveu o discurso:

> Nós, as mulheres emancipadas de preconceitos ancestrais, recusamos a ver no amor uma mácula e no sofrimento uma necessidade... Pretendemos dispor livremente de nossos flancos, que somente a nós pertencem, e não ser mães segundo o nosso alvedrio, escolhido por nós o momento oportuno, sem que nenhuma consideração, religiosa ou patriótica, possa influir sobre nossa decisão, sem que ninguém se ponha a examinar as razões que nos façam temer ou desejar a concepção. (HUNGRIA, 1979, p. 276)

Tanto pela sua natureza precursora, quanto pela relevância de suas reflexões, o que hoje é definido como "feminismo marxista", uma vertente dos feminismos, que fixa a opressão feminina como parte integrante das opressões de classe existentes no sistema capitalista, tem fundamental importância para o debate acerca da legalização do aborto.

Karl Marx deixou de discutir a relação entre as opressões de classe e de gênero, como nos ensina Silvia Federici, não obstante tenha ressaltado a utilização da escravidão racial e do trabalho infantil para o sucesso da acumulação primitiva do capital (FEDERICI, 2019, p. 118). A autora, esmiuçando a transformação sangrenta do campesinato ao capitalismo e trazendo a opressão de gênero como mais uma violência trazida pela transição à economia capitalista, ensina:

> Ainda assim, nos séculos XVI e XVII, a privatização da terra e mercantilização das relações sociais (...) também causaram ali uma pobreza e uma mortalidade generalizadas, além de uma intensa resistência que ameaçou afundar a nascente economia capitalista. Sustento que esse é o contexto histórico em que se deve situar a história das mulheres e da reprodução na transição do feudalismo para o capitalismo, porque as mudanças que a chegada do capitalismo introduziu na posição social das mulheres (...) foram impostas basicamente com a finalidade de buscar novas formas de arregimentar e dividir a força de trabalho. (FEDERICI, 2019, p. 126)

Friedrich Engels, na obra *A origem da família, da propriedade privada e do Estado*, debate a historicidade da divisão sexual do trabalho em 1884, fazendo uma digressão desde as comunidades primitivas – *gens* – de organização matriarcal. O fundador do socialismo científico, ao lado de Karl Marx, identifica como *"a grande derrota histórica do sexo feminino em todo o mundo"* a transformação do direito sucessório materno para o paterno (ENGELS, 2021, p. 69). Antes, a *gens* era dominada pelas mulheres e seus descendentes ocupavam aquela comunidade, enquanto o homem era exterior.

A divisão do trabalho pelo gênero é posta e diante da necessidade de procura por alimentação (gado), os instrumentos do trabalho (escravos) passaram a ser conferidos aos homens, enquanto a mulher, embora senhora da organização social, permaneceu no ambiente doméstico, proprietária dos instrumentos próprios (utensílios domésticos).

De acordo com Friedrich Engels, a origem do termo "família", mais que um conceito disseminado, exprime consequências de ordem social e jurídica que devem passar pela reflexão sobre sua origem. *Famulus*, segundo referido autor, significa escravo doméstico e *família* seria o conjunto de escravos de um mesmo dono (ENGELS, 2021, p. 69).

O termo surge no momento histórico em que a sociedade patriarcal se estabilizava, com o chefe da família representado enquanto dono dos escravos, da propriedade, dos filhos e da mulher. Eram todos seus, de direito: *"Para assegurar a fidelidade da mulher e, por conseguinte, a paternidade dos filhos, aquela é entregue, sem reservas, ao poder do homem: quando este a mata, não faz mais do que exercer o seu direito."* (ENGELS, 2021, p. 70).

Segundo Friedrich Engels, o acúmulo de riqueza pelos homens (gado e escravos) resultou na alteração da ordem de herança, com mudança da filiação com base no direito materno para o paterno, sendo essa a origem de um sistema de opressão ao gênero feminino conhecido como patriarcado ou sociedade patriarcal, que não se contentou com o exercício do direito paterno, mas, também se apoderando da direção da casa e transformando a mulher em *"degradada, convertida em servidora, em escrava da luxúria do homem, em simples instrumento de reprodução"* (ENGELS, 2021, p. 69).

O estabelecimento da família patriarcal e da propriedade privada, como decorrência deste processo histórico que, no avançar do processo civilizatório, chegará ao capitalismo, resultou no exercício do poder e direito irrestrito do *pater* sobre mulher, filhos e escravos, como nas sociedades gregas e romanas, que também se estabeleceram sob o regime da família monogâmica, sem que os homens tivessem os mesmos deveres que as mulheres em relação a este *status* (ENGELS, 2021, p. 70-76). Estava criada a relação de opressão de gênero, no qual o direito de vida, de morte e de todo o mais que está compreendido entre esses dois momentos está centrada no poder do homem.

Assim, constata-se que o capitalismo patriarcal tem sido, histórica e hodiernamente, sustentado pela instituição *família*, que, de um lado mantém a mulher no espaço privado e nos cuidados domésticos e, de outro, possibilita o acúmulo de capital em uma sociedade em que o poder é androcentrado.

As mulheres operárias russas, já no contexto da Revolução de 1917, passaram a incorporar e ampliar o conceito de opressão sexual no trabalho. A partir da I Guerra Mundial, iniciaram sua organização, quando deixaram o ambiente privado do lar para trabalhar na indústria e no campo, enquanto os homens lutavam na guerra, criando um cenário de miséria que estimulou maior mobilização dessas mulheres trabalhadoras (PIMENTEL; BIANCHINI, 2021, p. 41-42).

Neste mesmo ano, em 8 de março, mulheres organizaram uma greve geral, com a paralisação de mais de 90 mil trabalhadoras, cuja importância e descentralização terminaria por ser um dos motivos que redundaram no fim da monarquia russa.

É neste contexto de luta das mulheres trabalhadoras, com assento no partido bolchevique, em que a URSS foi o primeiro Estado a incorporar em suas leis a legalização do aborto, entre outras ações políticas de igualdade (PIMENTEL; BIANCHINI, 2021, p. 43).

Não obstante a sua importância, inclusive como ponto de partida para transformações profundas na organização política russa, o feminismo das mulheres operárias da União Soviética manteve-se marginal às discussões sobre a opressão feminina até o momento das rupturas culturais e políticas ocorrida nos Estados Unidos da América do Norte na década de 1960 em diante.

A partir desse momento, grupos étnicos, culturais e feministas começam a se organizar e, ao levar para as ruas suas insatisfações, são fortemente reprimidos. Embora as raízes dos feminismos sejam predecessoras, é neste momento que os movimentos começam a se organizar, nos Estados Unidos, na Europa e também no Brasil, já num contexto ditatorial, onde a contracultura teve um cunho político muito marcante.

A sociedade estadunidense, a partir da década de 1960, atravessa uma época transformadora, potencializada pela estabilidade econômica, que levou os jovens aos movimentos de rebeldia que tinham como premissa as transformações existenciais baseadas na própria identidade. Juntamente com o movimento drogas e *rock and roll*, o sexo também sofre uma mudança fundamental com o advento da pílula anticoncepcional, em 1967, trazendo principalmente às mulheres, e a toda a sociedade, a possibilidade real do "amor livre". Esse cenário foi potencializador da sociologia do conflito, na medida da ruptura buscada pelo movimento sexo, drogas e *rock and roll* com o Estado, com a guerra e com o capitalismo (*establishment*) (SHECAIRA, 2021, p. 248).

Neste cenário, os feminismos, incrementados pela crítica e busca de ruptura de cunho racial, representaram um forte movimento de ataque ao *establishment*, tendo Betty Friedan como expoente. Seu pensamento questionava a verdade sobre a realização pessoal completa da mulher junto ao lar, aos cuidados e afazeres domésticos, cenário em que o movimento feminista, dentre outras ações políticas, objetivava a cisão entre sexualidade e reprodução, representando a luta pela descriminalização e a consequente e necessária legalização do aborto um aspecto fundamental na demanda por igualdade de direitos (SHECAIRA, 2021, p. 257).

As ações afirmativas vieram como resposta às tensões sociais trazidas pelos movimentos negro e feminista (*"fermento de ruptura"*), como forma de prevenir práticas discriminatórias, objetivando a isonomia material ao proporcionar oportunidades aos desiguais.

As adeptas do movimento feminista não possuem unicidade de compreensão em relação aos diversos temas que atravessam a defesa de direitos relativo ao gênero feminino. O movimento é tão plural quanto as mulheres o são. Embora a defesa do aborto como um direito da mulher apresente-se como uma das principais bandeiras do movimento, há autointituladas feministas contrárias à liberação da prática, talvez como fruto de uma ausência de compreensão sobre a nocividade da criminalização.

Os feminismos – múltiplos como são –, ao longo de gerações e em diferentes fases históricas, produziram profundas modificações nas sociedades contemporâneas, alterando a forma organizacional das famílias, as relações da sociedade com o Estado, a economia, a religião e, ainda, os preceitos morais secularizados na submissão do corpo feminino ao patriarcado e ao capital, o que pode ser constatado por meio do processo civilizatório relativo à ampliação da proteção dos direitos da mulher.

1.5 A evolução do direito na proteção das mulheres

O aborto encontra-se inserido no contexto dos direitos reprodutivos das mulheres, que contemplam a liberdade de fazer uso de métodos anticoncepcionais e a liberdade de decidir ter – ou não – filhos, que caminham em conjunto com os direitos sexuais, nestes consideradas a liberdade de escolha de seus parceiros ou parceiras, bem como a possibilidade de exercê-los ou não.

Aprofundando a desigualdade de direitos, é preciso compreender o exercício do poder pela sociedade patriarcal sob uma perspectiva hierarquizada, na qual a mulher é subordinada numa relação de domínio sobre suas ações, seu corpo físico e sua subjetividade.

A construção dos gêneros na sociedade resulta da ocupação de determinados espaços e cumprimento de papeis que lhes são atribuídos, derivando na criação de estereótipos. O gênero masculino ocupa o espaço público, onde exerce seu trabalho, e tem seu estereótipo vinculado à virilidade e provisão. A mulher, por sua vez, ocupa o espaço privado do lar, *"com o aprisionamento de sua sexualidade na função reprodutora e de seu trabalho no cuidado do lar e dos filhos"* (ANDRADE, 2012, p. 141).

Criados os estereótipos, completa-se o eixo de dominação da sociedade patriarcal relegando a mulher à função reprodutora e cuidadora, no ambiente privado do lar.

Obviamente que a sociedade contemporânea tem evoluído na desconstrução desses estereótipos, como fruto da militância feminista e, fundamentalmente, por sua principal consequência, que é a ocupação dos espaços públicos pelas mulheres.

Entretanto, o modelo atual de enfrentamento ao crime de aborto, da forma como está posto, representa perverso resquício dessa construção social, sendo, por outro lado, importante espaço para transformação de uma realidade de dominação de gênero.

Direito, religião e premissas moralizantes têm sido, historicamente, meios eficazes de manutenção da subalternidade e das desigualdades de gênero.

O Brasil é signatário de uma série de tratados internacionais que versam sobre direitos humanos e visam à promoção de equidade entre os gêneros e ao combate da violência contra as mulheres, assumindo obrigações não só no âmbito externo, mas também internamente, e cuja ratificação atribui às normas status de emenda constitucional, como determina o art. 5º, §3º, da Constituição Federal.

Como exemplo, pode-se mencionar a Convenção sobre a eliminação de todas as formas de discriminação contra a mulher ou CEDAW, ratificada pelo Brasil em 1984, que inaugura a compreensão da *"discriminação positiva"*, autorizando o Estado a lançar mão de leis e políticas públicas voltadas especificamente à mulher, com o objetivo de estimular a isonomia material, ampliando os seus acessos aos meios de oportunidade.

No art. 2º, a CEDAW firma suas premissas, dentre as quais:

> Art. 2º. (...)
> f) Adotar todas as medidas adequadas, inclusive de caráter legislativo, para modificar ou derrogar leis, regulamentos, usos e práticas que constituam discriminação contra a mulher;
> g) Derrogar todas as disposições penais nacionais que constituam discriminação contra a mulher.[34]

Fica nítido, no entanto, que o Brasil, não obstante os muitos anos que separam a data da ratificação com o presente, não apresentou grandes mudanças no que se refere ao exercício pleno dos direitos reprodutivos das mulheres, a exemplo da manutenção da tipificação penal do aborto voluntário.

A Convenção Interamericana para prevenir, punir e erradicar a violência contra a mulher ou Convenção de Belém do Pará, ratificada em 1995, obrigou o Estado brasileiro a criar mecanismos de combate à violência contra a mulher, prescrevendo as formas de violência (física, sexual, moral, psíquica, patrimonial), bem como os deveres do Estado e da sociedade.

Como é notório, diante da inércia do Estado brasileiro em relação às obrigações oriundas da ratificação da CEDAW e da Convenção de

---

[34] ONU Mulheres. Disponível em https://www.onumulheres.org.br/wp-content/uploads/2013/03/convencao_cedaw1.pdf, acesso em 17/02/2023.

Belém do Pará, adveio punição do Brasil na Corte Interamericana dos Direitos Humanos pela ausência de previsão legal específica para a proteção da mulher vítima de violência doméstica, fato que acabou motivando a promulgação da Lei Maria da Penha, Lei nº 11.340/2006, que representou importante paradigma no tratamento legislativo da mulher pelo Estado.

A Constituição Federal, em seu art. 3º, ao prever os objetivos fundamentais do Estado brasileiro, faz menção expressa ao dever de coibir as discriminações decorrentes de gênero (inciso IV); no art. 5º, inciso I, prega a igualdade entre gêneros; e, no art. 226, ao tratar da instituição da família, se obriga a coibir a violência no âmbito de suas relações.

O art. 196 da Constituição Federal, ao definir a saúde como um direito de todos e um dever do Estado, assevera o direito ao acesso universal e igualitário às ações e serviços para a promoção, proteção e recuperação da saúde.

Tanto os tratados internacionais, quanto os ideais de igualdade de gênero reconhecidos pelo Poder Constituinte, são resultado da militância feminista, que tem produzido mudanças significativas nas sociedades e, por consequência, no Direito e nos valores morais.

Contudo, a legislação penal brasileira é, historicamente, reflexo de uma sociedade ocidental fundada no capitalismo patriarcal. Apresenta-se como fonte de manutenção de uma das principais bandeiras do movimento feminista, o exercício do poder e do controle sobre o corpo da mulher, não só na sua estrutura física, mas moral e emocional. Nesta luta, os direitos à liberdade e à autonomia sexual e reprodutiva são os principais entraves ao reconhecimento pleno do princípio da igualdade, tão propalado como fonte básica dos valores democráticos.

A legislação penal brasileira caminha, a passos lentos, no sentido de ampliar a proteção aos direitos sexuais, sobretudo das mulheres, mas, a exemplo da criminalização do aborto, não avançou a ponto de lhes garantir autonomia no exercício de tais direitos.

O crime de assédio sexual, previsto no art. 216-A do Código Penal, em que se tipifica o constrangimento relacionado ao sexo em estruturas corporativas, com prevalência de condição hierárquica, somente foi incluído da legislação criminal no ano de 2001.

Somente no ano de 2005, com a promulgação da Lei nº 11.106/2005, o conceito de *"mulher honesta"*, como elemento do tipo para os crimes de posse sexual mediante fraude (art. 214), atentado ao pudor mediante fraude (art. 215), sedução (art. 216) e rapto consensual (art. 220), foi eliminado da lei penal. Neste mesmo contexto, revogaram-se duas causas de extinção de punibilidade dos crimes contra a liberdade sexual: o casamento do agressor com a vítima (antigo art. 107, VII) e o casamento da vítima com terceiro (antigo art. 107, VIII).

Portanto, não só a criminalização primária, aquela que decorre da lei, como a secundária, por meio da atuação das agências de controle, reproduziram o estereótipo da mulher dedicada ao espaço privado, seguindo tal modelo até o recente ano de 2005, como expressão do capitalismo patriarcal no qual se resolvia a questão patrimonial decorrente dos direitos de herança e, na outra mão, controlava-se o exercício da sexualidade da mulher[35].

Esta alteração legislativa é, portanto, decorrência direta de uma mudança importante de paradigma nos crimes de cunho sexual.

No ano de 2009, o Código Penal tem alterado o seu Título VI, que passa *"Dos Crimes contra os Costumes"* para *"Dos Crimes contra a Dignidade Sexual"*, representando mudança significativa, ainda que tardia, no que se refere à violência sexual, ao deslocar a objetividade jurídica da tipificação penal dos costumes, ou seja, da moralidade,

[35] Importante destacar que, neste mesmo contexto temporal, até 2009, os tribunais, reiteradamente, afastavam a aplicação da lei penal para crimes de estupro caso a vítima fosse "desonesta", seja qualificada como prostituta, seja enquanto "mulher já violada", com aplicação da mesma tese, inclusive, a estupro com violência presumida, contra menores de 14 anos.

dos valores conservadores, da família, para os bens jurídicos que verdadeiramente os tipos penais devem proteger: a dignidade da pessoa humana e a sua liberdade sexual.

Entretanto, não obstante os efetivos avanços galgados pela compreensão feminista de mundo, é fato que o direito penal tem se apresentado como instrumento ineficaz na defesa dos direitos sexuais – enquanto liberdade – das mulheres.

Embora a lei penal tenha avançado, o Poder Judiciário ainda tem dificuldade na criminalização secundária, decorrente da efetiva aplicação da lei pela instância formal de controle social, sobretudo em casos que desafiam os estereótipos do violador sexual, como, por exemplo no caso de estupro marital.

De outro lado, tem sido eficaz no controle da sexualidade feminina, ao não garantir o livre acesso à interrupção voluntária da gravidez, atribuindo à mulher seu papel e espaço socialmente destinados.

É nesse contexto de desigualdade, subalternidade e exercício de poder que o movimento feminista vem se contrapondo à institucionalização das diferenças de tratamento dado ao gênero feminino, provocando mudanças significativas nas legislações.

A exemplo de tantos outros direitos conquistados, como o voto feminino, a pílula anticoncepcional, o divórcio e, mais recentemente, a efetivação e ampliação de políticas públicas de combate às violências contra a mulher, diversos países do mundo, em decorrência das fortes e constantes pressões políticas dos movimentos feministas, têm criado normas permissivas ou decisões judiciais de reconhecimento da licitude da prática da interrupção voluntária da gravidez.

O relevante caso *Roe x Wade*[36], que declarou a inconstitucionalidade de leis contra o aborto na década de 1970, nos Estado Unidos da

[36] Embora tenha sido recentemente reformada, essa decisão judicial carrega em si inequívoca relevância, não só por seu acerto, ainda que por razões discutíveis, mas, principalmente, por ser uma das primeiras decisões neste sentido no mundo, na década de 1970, em momento histórico em que o Brasil ainda proibia o divórcio.

América do Norte, não obstante sua relevância para a legalização do aborto nos estados norte-americanos, sofreu constantes críticas do movimento feminista, em decorrência das razões de decidir fundamentadas no direito à privacidade das mulheres – ou casais/famílias.

O ponto fulcral da crítica é no sentido de que o Estado, a partir do entendimento acerca da relevância da privacidade das mulheres e famílias, estaria excluindo das políticas públicas fatos e consequências danosas à vida das mulheres em seus ambientes de vida privada, como se não houvesse responsabilidade pública sobre as violências múltiplas que acometem mulheres na sua "privacidade".

A manutenção da *quaestio* relativa ao aborto no âmbito da privacidade, enquanto decisão, parece correta, contudo, em justaposição a outros princípios constitucionais individuais e sociais, pois se trata de questão eminentemente de saúde pública, com o necessário deslocamento do tema como fonte de direito à saúde, sendo inequívoco o dever do Estado em promover, proteger e recuperar a saúde da mulher que decide abortar, nos termos do que prevê os arts. 196 e seguintes da Constituição Federal.

Situado na esfera da segurança pública, o crime de aborto – assim entendido o autoaborto, previsto no art. 124 do Código Penal – não obstante as evoluções recentes da legislação penal, fruto das mobilizações feministas, mantém-se na Parte Especial do Código Penal, Título I "*Dos crimes contra a pessoa*", Capítulo I "*Dos crimes contra a vida*", cuja gravidade impõe-lhe o processamento sob o rito do Tribunal do Júri, com todas as consequências degradantes que este rito processual impõe aos acusados e acusadas.

Diferentemente do que ocorreu com outros tipos penais cuja tutela recai sobre bens jurídicos efetivamente relevantes – como o homicídio, por exemplo –, os tipos penais relacionados ao aborto não tiveram quaisquer modificações ao longo dos anos, estando hoje nos exatos termos em que foram concebidos em 1940, inclusive no que se refere ao aborto legal, previsto no art. 128, incisos I e II, do Código Penal.

As hipóteses legais para a realização do abortamento lícito e revestido de legalidade estão dispostas nos incisos: I. em caso de risco à vida da gestante, denominado por aborto necessário ou terapêutico; e II. em caso de gestação decorrente de crime sexual, conhecido como aborto humanitário ou ético.

Além das hipóteses previstas no art. 128 do Código Penal, o Supremo Tribunal Federal, no julgamento da ação de descumprimento de preceito fundamental nº 54/2012, admitiu a tese de inconstitucionalidade da interpretação de que o aborto de feto anencefálico se amolda aos tipos penais constantes dos arts. 124, 126 e 128 do Código Penal.

Na prática, admitiu-se o aborto legal na hipótese de feto anencefálico, muito embora, em razão da sensibilidade do tema e do elevado coeficiente de celeumas que desperta, a Corte Suprema tenha preferido tratá-la como *"antecipação terapêutica do parto"*, em nítida hipótese de eufemismo jurídico, que em nada contribui para a correta alocação do problema relativo ao aborto como questão de saúde pública e a consequente normalização de sua abordagem.

Não obstante o vocábulo inadequado, o fato é que a decisão do Supremo Tribunal Federal findou concretizando um direito das gestantes de fetos anencefálicos, que são incompatíveis com a vida, de executar o abortamento de forma segura e minimizando sua revitimização. O ato de abortamento dentro das hipóteses legais e jurisprudencial, não obstante uma campanha do Governo Federal no ano de 2022 pelo retrocesso de direitos, permanece sendo realizado em hospitais vinculados ao Sistema Único de Saúde (SUS), sem a necessidade de prévia autorização judicial, como deve ser praxe.

Bem demonstrados os resultados do ativismo dos movimentos feministas na seara criminal, necessário pontuar sua antítese, que aqui se representa a partir dos grupos antiaborto, que podem ser compreendidos como uma das razões pela qual a lei penal brasileira ainda não foi capaz de avançar no sentido da normalização da abordagem da questão.

Segundo Ronald Dworkin, tais movimentos dividem-se entre aqueles que compreendem o feto como um sujeito de direitos e outros que abarcam a proteção com o valor intrínseco da vida – *"a vida é sagrada em si mesma"* – dividindo-se entre objeção derivativa e objeção independente, respectivamente.

A objeção independente, com bases religiosas, desconsidera os direitos e interesses do detentor da vida, entendendo que o Estado tem dever de agir na proteção da vida ante à sua *sacralidade*, enquanto os adeptos da objeção derivativa compreendem o dever do Estado em proteger os *direitos* que decorrem da vida humana.

No início da década de 1990, pesquisas nos EUA demonstraram que a maioria dos entrevistados equiparavam o aborto a um assassinato, ao mesmo tempo em que outra pesquisa sobre a proibição da prática pelo Estado resultou com ampla maioria pela não caracterização da prática como ilícita, demonstrando inequívoca incoerência (DWORKIN, 2009, p. 65).

Contudo, Ronald Dworkin sustenta que não há incoerência se vislumbrarmos o conteúdo moral presente na questão, concluindo que, em democracias plurais, a sociedade possui uma *"tradição de liberdade de consciência"* (DWORKIN, 2019, p. 18), que a leva a compreender o ato da mulher como não reprovável, não submissível à dureza das leis penais, embora contenha uma forte objeção moral em relação ao aborto, que decorre da compreensão do valor sagrado da vida.

A proposta de Ronald Dworkin é afastar-se da pergunta se o feto é uma pessoa, uma vez que a resposta é ambígua e contraproducente, buscando fixar-se no dever ou não do Estado de proteger os interesses e direitos dos fetos ou a sacralidade da vida.

Contudo, o valor sagrado da vida atravessa a todos, incluindo os grupos pró e antiaborto, concluindo-se pela presença, mesmo no âmbito dos movimentos feministas, de forte componente emotivo e comovedor em relação ao ato de abortamento.

Dentro do espectro conservador-liberal, há diversas e diferentes posições sobre o aborto, quanto ao tempo, forma de execução e quando será ou não permitido, havendo maior consenso em relação à licitude da prática em casos de estupro, anencefalia e quando a gestação impõe risco de vida à mãe, posição que coincide com a legislação brasileira atual.

Cada vez mais, as exceções que se admitem à oposição à interrupção voluntária da gestação são indicadores claros de que a visão conservadora não pretende proteger os direitos de um ser humano indefeso. São questões tais que precisam permear o debate: o indivíduo gerado a partir de um estupro não teria tais direitos? Seria menos inocente? Ou ainda: apenas o risco de vida da mãe é passível de justificar a interrupção voluntária da gestação, quando o nascimento de uma criança não quista pode arruinar a vida de muitas pessoas, inclusive dela mesma?

As incongruências não são exclusividade da visão conservadora.

A posição progressista, mais alinhada aos movimentos feministas, também possui as suas. Embora, como já se disse, o espectro desta visão seja bastante amplo, com divergências internas, é fato que situar o problema dentro da verdade de que o feto não possui direitos, ou possui menos direitos que os da mulher que decide abortar comporta suas próprias inconsistências.

Mesmo a visão progressista e afirmativa do aborto enquanto direito reprodutivo da mulher pressupõe questões de natureza moral intransponíveis como se vê de alguns axiomas próprios desta visão: o aborto sempre impõe um sofrimento à mulher; alguns abortos não são justificáveis; deve-se impor limitação temporal ao aborto, e assim por diante.

A religião, por aqueles grupos que efetivamente a praticam, se apresenta como a principal motivação para o discurso antiaborto, apresentando-se os católicos como importante grupo na defesa da vida intrauterina. Entretanto, dados demonstram que mulheres católicas praticantes abortam tanto quanto as praticantes de religiões mais permissivas[37].

Em que pesem todas as dificuldades de pesquisa sobre o aborto, em razão da estigmatização social e das consequências de natureza criminal, a brasileira que aborta pôde ser identificada, na referida pesquisa, como uma mulher entre 20 e 29 anos, com relacionamento estável e católica[38].

Os feminismos, enquanto movimentos plurais e em grande parte ativista pelo direito de decidir, por sua vez, também não se livram da concepção sagrada do embrião, impingindo grande carga moral ao ato. Contudo, ponderando os valores em comparação, justificam a defesa do direito de decidir nas desigualdades de gênero decorrentes da sociedade patriarcal e, sobretudo, no exercício amplo dos direitos sexuais e reprodutivos da mulher.

Para os movimentos feministas, as desigualdades no exercício da própria sexualidade, a subalternidade e a ausência de condições igualitárias de formação moral e cultural, além das desigualdades econômicas, são fatores que justificam o autoaborto – não obstante sua gravidade –, não com base no direito à privacidade, mas com fundamento na grave carga emocional, moral, psíquica e física da manutenção de uma gravidez indesejada, que recairá sempre em seus ombros e, talvez ou muito provavelmente, somente neles.

---

[37] MINISTÉRIO DA SAÚDE, Secretaria de Ciência, Tecnologia e Insumos Estratégicos Departamento de Ciência e Tecnologia. *Aborto e saúde pública no Brasil: 20 anos*. Brasília/DF, 2009, p. 18.

[38] "Os poucos estudos analíticos com amostras selecionadas de mulheres indicam que entre 44,9% e 91,6% do total das que têm experiência de aborto induzido declaram-se católicas. Entre 4,5% e 19,2% declaram-se espíritas, e entre 2,6% e 12,2% declaram-se protestantes", Ibidem.

A organização social *Doctors for Choice*[39] Brasil publicou pesquisa na revista *Social Science and Medicine*, na qual foram pesquisados os impactos da realização do aborto em 667 mulheres durante cinco anos[40]. De acordo com as pesquisadoras, a idade média das mulheres era de 25 anos e 62% já eram mães, afastando-se o estigma de que mulheres que abortam levam vidas desregradas ou decidiram por não exercer a maternidade.

De acordo com a pesquisa, quando perguntadas qual o sentimento que as acompanhava após a realização do aborto, entre tristeza, culpa, alívio, arrependimento, raiva ou felicidade, a maioria respondeu alívio (escala de 0-4: 1,0) e 99% não apresentou arrependimento em relação ao abortamento[41].

Pode-se, portanto, concluir que as mulheres que efetivamente abortam, seja através do aborto legalizado, seja por meio da prática de um ato ilícito, não obstante a compreensão global de que haverá sempre um sofrimento envolvido no aborto, mostraram-se preparadas para lidar com as consequências do ato.

As raízes da maturidade da mulher perante o ato de abortamento, como expressa na pesquisa, é fruto da indelével contribuição dos movimentos feministas no sentido de estabelecer na mulher o sentimento de pertencimento e dignidade pessoal na persecução da sua emancipação do modelo social fundado nos valores do patriarcado.

---

[39] Médicos pelo Direito de decidir.

[40] Rocca, Corinne H; Samari, Goleen; Foster, Diana G.; Gould, Heather; Kimport, Katrina. *Emotions and decision rightness over five years following an abortion: An examination of decision difficulty and abortion stigma.* PMID: 31941577 DOI: 10.1016/j.socscimed.2019.112704. Disponível em https://www.sciencedirect.com/science/article/pii/S0277953619306999?via%3Dihub, acesso em 15/10/22.

[41] Op. Cit. "*Resultados: Não encontramos evidências de emoções negativas emergentes ou arrependimento da decisão do aborto; tanto as emoções positivas quanto as negativas diminuíram nos primeiros dois anos e se estabilizaram depois, e a decisão certa permaneceu alta e estável (porcentagem prevista: 97,5% na linha de base, 99,0% em cinco anos). Aos cinco anos após o aborto, o alívio permaneceu a emoção mais sentida entre todas as mulheres (média prevista na escala de 0-4: 1,0; 0,6 para tristeza e culpa; 0,4 para arrependimento, raiva e felicidade). Apesar de níveis convergentes de emoções por dificuldade de decisão e nível de estigma ao longo do tempo, esses dois fatores permaneceram mais importantes para prever emoções negativas e decisões erradas anos depois.*" Tradução livre.

1.6 Organização Mundial de Saúde e o aborto

A Organização Mundial de Saúde (OMS) é a agência vinculada à Organização das Nações Unidas cujo objetivo reside na promoção da saúde global, vista não só como prevenção e recuperação de doenças, mas como mantenedora de bem-estar físico e mental. A OMS define o aborto inseguro como *"um procedimento para o término da gestação, realizado por pessoas sem a habilidade necessária ou em um ambiente sem padronização para a realização de procedimentos médicos, ou a conjunção dos dois fatores"*.[42]

Até a década de 1950, o aborto era objeto de proibição ou de sérias restrições em quase todos os países do mundo, com raríssimas exceções comumente vinculadas a nações com ideais socialistas. Contudo, os dados estatísticos e estudos sobre as consequências de saúde pública impostas pela prática do aborto inseguro geraram uma aceleração no número de países que eliminaram as restrições – absolutas ou relativas – à prática do autoaborto, sobretudo nas nações tidas como desenvolvidas.

De acordo com a Organização Mundial de Saúde, entre os anos de 2010 e 2014, ocorreram 55 milhões de abortos no mundo, sendo 45% considerados inseguros, dos quais 97% ocorreram na África, Ásia e América Latina, sendo que o mesmo estudo conclui que as leis restritivas presentes nos países dos três continentes apresentam-se como causa preponderante para a insegurança da prática. Há, ainda, a associação do aborto inseguro com países em desenvolvimento, representando 98% do total. Mais de 45.000 mortes decorrentes de gravidez estão relacionadas à prática do abortamento inseguro[43].

---

[42] CARDOSO, Bruno Baptista; VIEIRA, Fernanda Morena dos Santos Barbeiro; SARACENI, Valeria. "Aborto no Brasil: o que dizem os dados oficiais?". *Caderno de Saúde Pública 2020*; 36 Sup. 1, disponível em https://www.scielo.br/j/csp/a/8vBCLC5xDY9yhTx5qHk5RrL/?format=pdf&lang=pt, acesso em 30/10/2021.

[43] CARDOSO, Bruno Baptista; VIEIRA, Fernanda Morena dos Santos Barbeiro; SARACENI, Valeria. "Aborto no Brasil: o que dizem os dados oficiais?". *Caderno de Saúde Pública 2020*; 36 Sup. 1.

Mais de três quartos (3/4 ou 75%) dos países do mundo ainda possuem leis que penalizam a prática do aborto, desde a imposição de multas até a aplicação de penas privativas de liberdade, representando a mais drástica barreira política ao acesso ao aborto seguro, ao lado de opções burocráticas como tempo de espera obrigatório e necessidade de outorga de terceiros.[44]

Estima-se, ainda, que aproximadamente cinco milhões de mulheres sofrem de transtornos físicos e/ou mentais como consequência de abortamento inseguro.

Muito embora a educação sexual e a proteção mínima dos direitos reprodutivos ao redor do mundo tenham representado um aumento considerável no uso de métodos anticoncepcionais, a OMS estima que em torno de 33 milhões de mulheres que fazem uso de anticoncepcional engravidam[45], sendo certo que parte destas mulheres abortam e a outra parte terá um filho não desejado/esperado, com todas as consequências de ordem social e psíquica que este fato pode representar à sua vida, de sua família e da própria sociedade.

Ainda de acordo com a Organização Mundial da Saúde, em cada 100 concepções, 45 são interrompidas espontânea e naturalmente durante as primeiras duas semanas de gestação. Segundo organismo internacional, em cada 100 concepções, ¼ (um quarto) ou 25% não chegam a termo, por motivos diversos, de origem natural. (VEIL, 2018, p. 23)

A existência de leis restritivas não impede a prática do abortamento, mas é determinante em relação à segurança do ato abortivo, tanto do ponto de vista médico, quanto do ponto de vista legal e também psíquico.

---

[44] ONU, ONU News, *Perspectiva Global Reportagens Humanas*, disponível em https://news.un.org/pt/story/2022/03/1782252, acesso em 29/10/2022.

[45] OMS. *Abortamento Seguro: orientação técnica e de políticas públicas para sistemas de saúde*. Segunda Edição, 2013, Uruguai, p. 17.

O aborto inseguro não significa, apenas, risco para a saúde da mulher, mas representa, também, fator de aumento de custos ao sistema de saúde, apresentando-se como verdadeiro problema de saúde pública, tanto pelos números envolvidos, quanto pela persistência da sua ocorrência.

1.7 Dados estatísticos brasileiros analisados

Os dados estatísticos que serão abordados foram objeto de estudos e interpretações a partir das informações constantes de três documentos oficiais do Estado Brasileiro.

O primeiro, *"O Aborto e Saúde Pública no Brasil - 20 anos"*[46], publicado pelo Ministério da Saúde no ano de 2009, é uma compilação de múltiplas fontes de pesquisa ao longo de vinte anos, sendo a maior parte dos dados advindos de serviços públicos de saúde. Os dados, portanto, devem ser considerados e interpretados com este importante recorte: trata-se de mulheres que se socorreram do Sistema Único de Saúde em decorrência de problemas causados pela interrupção voluntária da gestação ou aborto inseguro.

Embora existam pesquisas até mais recentes, a propositura de um trabalho de compilação de pesquisas ao longo de 20 anos é capaz de trazer uma macro visão da situação, não sujeita a acontecimentos pontuais.

O segundo estudo, como via de comparação entre os dados colhidos entre as décadas de 1980, 1990 e 2000, *"Aborto no Brasil: o que dizem os dados oficiais?"*[47] é um artigo publicado em Caderno de Saúde Pública e trabalha com dados obtidos por meio dos Sistemas Informativos de Mortalidade (SIM), de Nascidos Vivos (SINASC) e de internação

[46] BRASIL, MINISTÉRIO DA SAÚDE, Secretaria de Ciência, Tecnologia e Insumos Estratégicos Departamento de Ciência e Tecnologia. "Aborto e saúde pública no Brasil: 20 anos", Brasília/DF, 2009.

[47] CARDOSO, Bruno Baptista; VIEIRA, Fernanda Morena S. B; SARACENI, Valéria, op. cit.

hospitalar (SIH), sendo possível, com auxílio destes dados, traçar um perfil de risco de óbito por aborto, até o ano de 2015.

O terceiro estudo, *"Pesquisa Nacional de Aborto 2021"*[48], foi implementado mediante levantamento domiciliar de dados, combinando técnicas de urnas e entrevistas presenciais com mulheres de 18 a 39 anos, residentes em áreas urbanas.

O aborto vem sendo constantemente pesquisado no Brasil, o que dá a dimensão da sua relevância para a sociedade contemporânea, na medida em que os avanços civilizatórios vão se concretizando, sobretudo nas discussões das pautas de gênero, sem prejuízo, ainda, da perversa utilização desta pauta em momentos eleitorais com a finalidade única de potencializar polarizações ideológicas visando ao convencimento do voto, sem qualquer compromisso real com a causa.

Como é de domínio geral, as pesquisas demonstram que o caráter ilícito da prática do aborto induzido pouco tem contribuído para a diminuição de sua ocorrência e, menos ainda, para a minimização de riscos à saúde da mulher, reforçando as desigualdades presentes entre os diversos grupos que compõem a sociedade brasileira.

Entender o fenômeno como questão de saúde e não de segurança pública, além de humanizar a discussão, trazendo-a para uma visão sob o prisma de direitos humanos das mulheres, significa, também, a realocação da temática como forma de apresentar respostas eficientes a um problema que a lei penal não foi capaz de solucionar, não obstante os mais de 80 (oitenta) anos da sua previsão típica criminal.

As pesquisas compiladas pelo Ministério da Saúde, entre as décadas de 1980 e 2000, retratam a mulher que aborta como uma trabalhadora, entre 20 e 29 anos, em união estável, com até oito anos de estudo

---

48 Diniz, D, Medeiros, Marcelo, Madeiro, A. *Pesquisa Nacional do Aborto – Brasil, 2021.* Ciência e Saúde Coletiva (2023/Mar). Disponível em: http://cienciaesaudecoletiva.com.br/art.s/national-abortion-survey-brazil-2021/18689, acesso em 13/04/2023.

formal, católica, com filhos, usuária de métodos contraceptivos e que se utilizaram de *misoprostol* para a prática de abortamento.[49]

A utilização da substância *misoprostol* para a realização do abortamento seguro é tratado há tempos na medicina, inclusive para uso domiciliar:

> O misoprostol é a droga referência para o esvaziamento uterino medicamentoso nos casos de aborto espontâneo ou induzido no primeiro trimestre gestacional. As sociedades de ginecologia e obstetrícia no mundo, em seus protocolos e normas baseados em evidências científicas, têm o misoprostol para o manejo tanto do tratamento medicamentoso do aborto espontâneo incompleto, quanto do aborto induzido. Além da Organização Mundial da Saúde (WHO, 2018), outras sociedades de especialistas recomendam o uso domiciliar do misoprostol, (...) estudos que apontam que o uso do misoprostol no primeiro trimestre para interrupção da gravidez em casa é uma opção segura e eficaz, se realizado de acordo com orientações de profissionais de saúde.[50]

Pela Portaria SVS/MS nº 344/98[51], a Agência Nacional de Vigilância Sanitária inseriu o *misoprostol* na lista de medicamentos controlados,

---

[49] DINIZ, D. MEDEIROS, Marcelo. MADEIRO, A. *Pesquisa Nacional do Aborto – Brasil, 2021.* Ciência e Saúde Coletiva (2023/Mar). Disponível em: http://cienciaesaudecoletiva.com.br/art.s/national-abortion-survey--brazil-2021/18689, acesso em 13/04/2023, nota 11, Página 17.

[50] PARO, Helena Borges Martins Da Silva; DERRAIK BARBOSA, Ana Teresa; ROSAS, Cristião Fernando: DOCTORS FOR CHOICE BRASIL: "Nota Técnica De Posicionamento. Para garantir o acesso ao misoprostol no Brasil". Disponível em *Doctors For Choice* Brasil, https://linktr.ee/doctorsforchoicebr, acesso em 15/10/22. Em relação à administração de misoprostol, a organização assevera: *"Após a introdução do misoprostol, a taxa de tratamento de complicações e a gravidade das complicações diminuíram: de 1992 a 2012, a taxa de tratamento caiu 76% para complicações graves e 57% para as menos graves. Muitas mulheres que se qualificam para o aborto legal não têm acesso a abortos e o acesso a serviços de aborto seguro, mas ilegal, é limitado a mulheres com meios econômicos ".*

[51] LISTA – C1. LISTA DAS OUTRAS SUBSTÂNCIAS SUJEITAS A CONTROLE ESPECIAL. Sujeitas à Receita de Controle Especial em duas vias. ANVISA, disponível em https://www.gov.br/anvisa/pt-br/assuntos/medicamentos/controlados/lista-substancias, acesso em 22/10/2022.

sob a justificativa de que eram escassos os estudos científicos sobre a segurança do medicamento na época.

Contudo, desde então, diversos ensaios clínicos foram executados mundo afora, para estudo e evidenciação científica sobre a segurança no uso da substância:

> Um ensaio clínico randomizado, controlado, duplo-cego com participantes com idade gestacional de até 63 dias (9 semanas) avaliou 202 mulheres que receberam o esquema combinado (mifepristona-misoprostol) e 198 mulheres que receberam duas doses de 800 mcg de misoprostol para indução do aborto. Todos os medicamentos do estudo foram autoadministrados pela mulher, em regime domiciliar. Não foram observados eventos adversos graves entre as participantes do estudo, apenas relatos de náusea, vômitos, diarreia, febre e calafrios. Entre as mulheres que utilizaram apenas o misoprostol, 3,6% retornaram ao hospital devido a preocupações com o sangramento vaginal, sem necessidade de outras intervenções.[52]

Em 2021, a Agência Nacional de Vigilância Sanitária publicou a Resolução de Diretoria Colegiada – RDC nº 473, mantendo a substância sob o mesmo regime de controle, não obstante as evidências científicas indicarem seu uso seguro, amparado na redução de internações por aborto e, na hipótese de necessidade de cuidados médicos, na acessibilidade a tratamento em rede de atenção primária à saúde.[53]

Entre os anos de 1990 e 2000, ocorreu um decréscimo na mortalidade do autoaborto em razão da mudança das técnicas abortivas

---

[52] PARO, Helena Borges Martins Da Silva; DERRAIK BARBOSA, Ana Teresa; ROSAS, Cristião Fernando: DOCTORS FOR CHOICE BRASIL, op. cit., p.4.

[53] PARO, Helena Borges Martins Da Silva; DERRAIK BARBOSA, Ana Teresa; ROSAS, Cristião Fernando: DOCTORS FOR CHOICE BRASIL, op. cit., p.4.

arriscadas até então prevalentes, como o uso de objetos perfurantes e venenos, que foram substituídas pela administração do *misoprostol*, cenário em que foi publicada a Resolução 348/98 da agência reguladora, o que significa que somente estabelecimentos de saúde autorizados passaram a ter permissão para comprar e ministrar o remédio.

Trata-se, portanto, de substância proscrita, cujo fornecimento ou venda fora das especificações legais – somente em estabelecimentos de saúde – implica na tipificação do art. 273, parágrafo 1º-B, inciso II, do Código Penal[54], com previsão de penas em abstrato que vão de 10 a 15 anos de reclusão.

A proibição da venda do medicamento influiu diretamente no aumento exponencial dos riscos maternos, com aumento 50% de infecções e hemorragias após a sua proibição, representando importante causa de aumento de morbimortalidade de mulheres que abortaram.

A organização social do terceiro setor *Doctors For Choice* Brasil (Médicos pelo Direito de Decidir) também apresenta dados importantes da Pesquisa Nacional de Aborto (2016), identificando que o aborto, embora persistente em todos os grupos sociais (raça, educação e religião) é mais frequente nas regiões Norte, Nordeste e Centro-Oeste, trazendo, ainda, o dado revelador e preocupante de que quase uma entre cinco mulheres de 40 anos já fez um aborto, pelo menos.

A partir dos dados analisados, conclui-se que mesmo o uso domiciliar da substância poderia resultar na diminuição de morbimortalidade da mulher que aborta, sem perder de vista, ainda, os custos para o sistema de saúde que seriam, igualmente, minimizados.

Outra observação relevante revela que, mesmo nas hipóteses em que há reunião de requisitos para o aborto legal – de acordo com o

---

[54] *"Art. 273. Falsificar, corromper, adulterar ou alterar produto destinado a fins terapêuticos ou medicinais:*
Pena – reclusão, de 10 (dez) a 15 (quinze) anos, e multa. (Redação dada pela Lei nº 9.677, de 2.7.1998) (...)
§ 1º-B – Está sujeito às penas deste artigo quem pratica as ações previstas no § 1º em relação a produtos em qualquer das seguintes condições: (...)
II – em desacordo com a fórmula constante do registro previsto no inciso anterior;"

art. 128 do Código Penal e Arguição de Descumprimento de Preceito Fundamental (ADPF) 54 do Supremo Tribunal Federal –, as barreiras políticas decorrentes da carga moral e religiosa têm dificultado o acesso ao aborto seguro, findando por não garantir este direito às mulheres e expondo-as à prática insegura.

Nesse sentido, em junho do ano de 2022, entidades organizadas em associações civis vinculadas à denominada "Frente pela Vida"[55] ingressaram com ADPF nº 989, requerendo ao Supremo Tribunal Federal a determinação de adoção de providências para asseguramento do aborto legal, nas hipóteses previstas no art. 128 do Código Penal e no caso de gestação de fetos anencefálicos.

As limitações práticas impostas pelas diversas faces da Administração Pública, sobretudo pelo Poder Judiciário e Sistema de Saúde, têm resultado na restrição e violação do direito de meninas e mulheres de acessar o sistema público de apoio ao aborto legal, representando clara hipótese de violação de direitos humanos fundamentais por motivação inidônea.

Baseada em objeção de consciência, a negativa do acesso ao aborto legal, que somente tem o condão de justificar a não realização caso haja outro profissional apto à prática, jamais poderá ser suscitada por estabelecimentos de saúde, sendo uma prerrogativa profissional individual, desde que viabilizado o acesso por outro profissional da medicina.

A interrupção voluntária da gestação não é exclusividade da mulher adulta, tendo a pesquisa "Aborto e saúde pública no Brasil: 20 anos"[56] revelado que adolescentes entre 17 e 19 anos estão entre as que mais abortam, possuindo relacionamento conjugal estabelecido, sendo dependente economicamente da família ou do companheiro, e o

---

[55] Disponível em https://mapaabortolegal.org/, acesso em 15/10/2022.

[56] Ministério da Saúde, https://mapaabortolegal.org/, acesso em 15/10/2022.

método mais utilizado também é o *misoprostol*, não obstante o rígido controle imposto à substância pela Agência Nacional de Vigilância Sanitária (ANVISA).

No mesmo sentido, a Pesquisa Nacional do Aborto do ano de 2021[57] revelou que mais da metade das inquiridas (52%) praticou seu primeiro aborto quando adolescentes, com 19 anos ou menos.

Embora haja um esforço de pesquisadores para a descoberta da magnitude do aborto por indução no Brasil, as dificuldades impostas pela criminalização e estigma moral são impeditivas para a colheita de dados seguros. Portanto, apresentados os números, é necessário ter em conta a realidade brasileira tanto da subnotificação, quanto das dificuldades impostas pelo Sistema Informativo de Mortalidade.

Estudo sobre a magnitude do aborto no Brasil estimou que 1.054.242 abortos foram induzidos em 2005[58]. O número é resultado da aplicação de um índice de majoração de 20% dos casos de aborto por indução notificados, considerando, portanto, a reconhecida subnotificação, de modo a trazer uma visão mais real dos números que envolvem a prática.

As dificuldades no levantamento de informações reais sobre a prática do aborto levaram, entre os anos de 1980 e 1990, a uma mudança na forma de questionamento, passando-se de uma pergunta direta sobre a indução/provocação do aborto, que resultava, em média em apenas 8 abortos para cada 1000 mulheres, para a técnica de resposta ao azar[59], passando-se para 42 abortos provocados em

---

[57] DINIZ, D, MEDEIROS, Marcelo, MADEIRO, A. *Pesquisa Nacional do Aborto – Brasil, 2021.* Ciência e Saúde Coletiva (2023/Mar). Disponível em: http://cienciaesaudecoletiva.com.br/ art.s/national-abortion-survey--brazil-2021/18689, acesso em 13/04/2023.

[58] IPAS Brasil, *Partners for Reproductive Justice* e Instituto De Medicina Social da Universidade Estadual Do Rio De Janeiro. A Magnitude do Aborto no Brasil: aspectos epidemiológicos e socioculturais, 2007, disponível em http://assets-institucional-ipg.sfo2.cdn.digitaloceanspaces.com/2009/08/mag_ab.pdf, acesso em 22/10/2022.

[59] Técnica de Resposta ao Azar (TRA) trata-se de método de perguntas no qual se oferece ao entrevistado a possibilidade de responder a uma de duas perguntas formuladas, sem que o entrevistador tenha conhecimento de qual pergunta está sendo contestada.

cada 1000 mulheres. A mudança de técnica resultou em um número mais de cinco vezes maior, deixando claras as dificuldades impostas à avaliação numérica e todos os dados possíveis de serem obtidos através desta avaliação[60].

O estudo de 20 anos sobre o aborto no Brasil teve o cuidado de efetuar os devidos recortes, o que objetiva não só a compreensão ampliada do tema, mas também a projeção de políticas públicas. O recorte etário, com resultado de maior concentração no grupo de mulheres de idade entre 20 e 29 anos, nos mostra que o perfil da mulher que aborta é jovem, no início da sua vida econômica. A gravidez para essas mulheres de 20 a 30 anos[61], considerando-se as responsabilidades advindas da maternidade que na sociedade patriarcal são depositadas, em regra, inteiramente sobre os ombros das mulheres, pode explicar o resultado.

Uma gravidez não programada ou indesejada no início da vida produtiva de uma mulher, sobretudo numa sociedade capitalista e androcentrada, pode ser compreendida como grave interrupção de trajetória ou o seu próprio fim, a depender da rede de privilégios e de apoio disponível.

O recorte religioso também tem sua importância na medida em que demonstra que a Igreja Católica, embora tenha suas inequívocas responsabilidades na proibição e punição da prática, além da mobilização ativista antiaborto, tem sido pouco efetiva na prevenção do autoaborto por suas fiéis, que, de acordo com a pesquisa, perfazem um total que varia entre 44,9% e 91,6% do total de abortantes.

O recorte sobre a situação conjugal também afasta alguns estigmas que a religião e a moral tentam atribuir à mulher que aborta. Houve

---

[60] BRASIL, MINISTÉRIO DA SAÚDE, Secretaria de Ciência, Tecnologia e Insumos Estratégicos Departamento de Ciência e Tecnologia. "Aborto e saúde pública no Brasil: 20 anos", Brasília/DF, 2009, p. 16.

[61] Importante destacar que a Pesquisa Nacional do Aborto realizada em 2021, divulgada em março de 2023, revelou uma preponderância do primeiro aborto entre adolescentes (52%), como se verá adiante.

uma prevalência de mulheres com situação conjugal estabelecida (70%), sendo a maioria em união estável.

A prevalência do aborto induzido de mulheres com situação conjugal estabelecida apresenta importante contrariedade à análise de estudos de dados do SIM (que analisa a morte por aborto), revelando maior incidência de óbitos decorrentes de abortos entre mulheres sem vínculo conjugal. Pode-se concluir, através da análise cotejada dos dados, que a mulher sem vínculo conjugal que aborta está mais propensa a vir a óbito.

Os levantamentos dos dados ocorreram, prioritariamente, no Sistema Único de Saúde, sendo certo que o aborto, embora seja uma prática democrática, porque presente nas mais diversas classes sociais, apresenta maior incidência na classe trabalhadora, envolvida com trabalhos tipicamente femininos (empregadas domésticas, por exemplo), comércio e atividades informais, com escolaridade média que gira em torno de 07 e 08 anos – mais de 50% – e renda familiar de até três salários-mínimos. Os resultados relativos à classe social e escolaridade retornaram idênticos em ambas as pesquisas[62].

Em que pese a ressalva, um dado sobre este recorte chama atenção:

> Nos anos 2000, um estudo com ampla base populacional analisou os fatores associados ao aborto como desfecho da primeira gestação entre jovens de 18 a 24 anos. A pesquisa mostrou que renda familiar e escolaridade constituem tais fatores: quanto maior a renda e a escolaridade, maiores as chances de a primeira gravidez resultar em um aborto.[63]

---

[62] BRASIL, MINISTÉRIO DA SAÚDE, Secretaria de Ciência, Tecnologia e Insumos Estratégicos Departamento de Ciência e Tecnologia. "Aborto e saúde pública no Brasil: 20 anos", Brasília/DF, 2009, p. 16.
CARDOSO, Bruno Baptista; VIEIRA, Fernanda Morena dos Santos Barbeiro; SARACENI, Valeria, op. cit., p. 10.

[63] BRASIL, MINISTÉRIO DA SAÚDE, Secretaria de Ciência, Tecnologia e Insumos Estratégicos Departamento de Ciência e Tecnologia. "Aborto e saúde pública no Brasil: 20 anos", Brasília/DF, 2009, p. 20.

Portanto, se, por um lado, o índice de mortalidade em decorrência do aborto é maior entre as classes menos privilegiadas, por outro, mostra-se uma realidade nas famílias de maior renda quando a gravidez indesejada ocorre na juventude, podendo este dado refletir uma escolha clara pelo aborto, não obstante seus múltiplos estigmas, com a finalidade de não interrupção de trajetória estudantil e/ou profissional da mulher jovem.

Os vinte anos de pesquisas promovidas pelo Ministério da Saúde indicam que as mulheres que abortam se utilizam de métodos contraceptivos, sobretudo as jovens adultas, demonstrando inequívoco déficit de instrução sobre seu uso correto e também ineficácia dos métodos.

Importante, no contexto dos métodos abortivos, a diferenciação dos cenários em que ocorrem as administrações.

A pesquisa do Ministério da Saúde identifica como cenário inicial aquele que, quando da verificação de atraso na menstruação, são ingeridos chás para regular a menstruação ou mesmo abortivos, típicos de saberes femininos que são passados de geração a geração desde a Idade Média.

No cenário intermediário, a utilização de *misoprostol* se destaca pelo fato de que sua aquisição, hoje ilegal no Brasil, é ato eminentemente masculino[64], exatamente em decorrência dos riscos envolvidos na compra ilegal. Na pesquisa, constatou-se que o uso oral é visto pelas mulheres como mais uma forma de regularizar o ciclo menstrual, enquanto o uso vaginal é tido como efetivo método abortivo.

O cenário final da prática do autoaborto se dá com a entrada da mulher em estabelecimento de saúde, normalmente, após 24 horas da ingestão do *misoprostol*, para finalizar o abortamento.

---

[64] BRASIL, MINISTÉRIO DA SAÚDE, Secretaria de Ciência, Tecnologia e Insumos Estratégicos Departamento de Ciência e Tecnologia. "Aborto e saúde pública no Brasil: 20 anos", Brasília/DF, 2009, p. 24.

> Entre 70% e 79,3% delas apresentam como sintomas dores abdominais e sangramento, sendo diagnosticado o abortamento incompleto. Entre 63% e 82% estão com até 12 semanas de gestação. O tempo de internação é de 1 dia entre 30% e 85,9% das mulheres incluídas nas pesquisas. De 9,3% a 19% apresentam sinais de infecção.

Os estudos não trazem qualquer indicativo sobre as práticas de aborto em clínicas particulares e não existem estudos qualitativos ou quantitativos sobre a trajetória da mulher em busca da realização do aborto fora dos centros urbanos, o que realça a imprecisão dos dados e a necessária leitura dos dados sob o prisma da subnotificação.

Não obstante o aborto seja visto e combatido como uma prática de mulheres, os dados obtidos com a pesquisa indicam que os homens tomam providências tendentes à interrupção da gravidez duas vezes mais do que as mulheres[65], ou, no mínimo, sentem-se mais confortáveis em admitir a procura e o incentivo pela prática, tendo em vista o caráter desviante e a estigmatização implicados à mulher que aborta.

Portanto, muito embora o estigma e a criminalização recaiam principalmente sobre as mulheres, sob o prisma da proteção da individualidade e do planejamento familiar, o aborto não é somente uma questão de mulheres.

Uma prática relegada à marginalidade, o aborto representou e ainda representa importante causa de mortalidade materna, que deve ser analisada em conjunto com a vulnerabilidade socioeconômica da mulher.

Não obstante a relativa segurança da prática do autoaborto com uso do *misoprostol*, o acesso rápido ao sistema de saúde é medida

---

[65] BRASIL, MINISTÉRIO DA SAÚDE, Secretaria de Ciência, Tecnologia e Insumos Estratégicos Departamento de Ciência e Tecnologia. "Aborto e saúde pública no Brasil: 20 anos", Brasília/DF, 2009, p. 28.

imprescindível para conclusão do método abortivo, com o acompanhamento de eventuais reações adversas e do estado geral da mulher.

A necessidade de se valer do sistema de saúde implica, muitas vezes, na exposição da mulher que aborta à aplicação da lei penal, mediante atuação das agências de controle formal, a partir de *notitia criminis* formuladas informalmente por profissionais de saúde:

> Um estudo qualitativo com 11 mulheres processadas judicialmente por aborto induzido nos anos 2000 mostrou que 80% delas iniciaram o aborto com misoprostol e que quase a metade foi denunciada à polícia pelos médicos que as atenderam nos hospitais.[66]

Em razão do dado estatístico apresentado, necessário pontuarem-se as razões que justificam a proteção do sigilo-médico.

O sigilo médico-paciente é dever ético-profissional previsto no Código de Ética Médica no Capítulo dos Princípios Fundamentais, inciso IX, além de ser objeto de um Capítulo específico, no qual se destaca o art. 73 que, além de proibir a revelação de fatos que o médico tenha conhecimento em virtude do exercício profissional, prevê em seu parágrafo único, alínea c, que "*na investigação de suspeita de crime, o médico estará impedido de revelar segredo que possa expor o paciente a processo penal.*"

Concluindo, a Resolução 1.605/2000 do Conselho Federal de Medicina ratifica o dever de sigilo, acrescentando no 3º que "*na investigação da hipótese de cometimento de crime o médico está impedido de revelar segredo que possa expor o paciente a processo criminal.*"

Acórdão sobre o tema, proferido pelo Tribunal de Justiça do Estado de São Paulo em autos de *Habeas Corpus* impetrado para anulação

---

[66] BRASIL, MINISTÉRIO DA SAÚDE, Secretaria de Ciência, Tecnologia e Insumos Estratégicos Departamento de Ciência e Tecnologia. "Aborto e saúde pública no Brasil: 20 anos", Brasília/DF, 2009, p. 33.

de ação penal por crime de aborto, cuja *notitia criminis* partiu da Santa Casa para a qual a acusada foi removida quando "sangrava muito", reconheceu a nulidade da prova decorrente da violação do sigilo médico.

A conclusão da análise entre o interesse público sobre o conhecimento do fato, o sigilo médico e os valores constitucionais de proteção àquela cidadã, em Acórdão da lavra do Desembargador Amable Soto, merecem as aspas que se seguem:

> É certo, como já afirmado, que a persecução penal atende aos interesses da sociedade.
> Contudo, e em primeiro lugar, o que se deve questionar é se a esta mesma sociedade interessaria que mulher em situação tal a que se encontrava a paciente viesse a óbito sem qualquer atendimento médico. Certo que não. Do contrário, haveria estado de barbárie e nada mais, nenhum resquício de humanidade. A situação não permitia ao estabelecimento hospitalar compartilhar dados referentes ao estado clínico indicativo de aborto.[67]

Ainda mais recentemente, o Superior Tribunal de Justiça determinou o trancamento de ação penal por crime de aborto em razão do reconhecimento da ilicitude da prova decorrente da violação do sigilo paciente-médico[68].

O levantamento de dados sobre a morte materna no Brasil já se afigura problemática, diante da necessidade de marcadores especiais,

[67] Tribunal de Justiça do Estado de São Paulo, 12ª Câmara Criminal, Habeas Corpus nº 216194127.2020.8.26.0000, relator Desembargador Amable Soto Lopez, julgado em 13/04/2021.

[68] Habeas Corpus nº 783.927/MG, Relator Ministro Sebastião Reis Jr., j. em 14/03/2023.

o que agrava sobremaneira a subnotificação nos casos de aborto provocado ou induzido, ante a criminalização da prática.

A partir da pesquisa realizada no Sistema Informativo sobre Mortalidade na pesquisa "Aborto no Brasil: o que dizem os dados oficiais?"[69], descobriu-se que, apesar da subnotificação, entre os anos de 2006 e 2015, foram registrados no sistema 770 óbitos maternos em decorrência de aborto. As regiões Norte, Sudeste e Centro-Oeste alternaram-se entre as com maior número de registros, enquanto a região Sul com o menor. Verificou-se uma tendência de queda nos registros ao longo dos anos, com aumento relevante verificado apenas na região Centro-Oeste.

Os registros apresentam-se, em sua maioria (56%), como abortos não especificados, sendo que os óbitos "*por outros tipos de aborto*" e "*como falha de tentativa de aborto*", representam, respectivamente, 117 (15,2%) e 96 (12,5%).

Importante destacar que os abortos provocados ou induzidos incluem-se, para fins de registros, nestas duas últimas categorias, sem prejuízo dos não especificados. Somando-se os percentuais, este grupo poderá representar 83,7% dos óbitos maternos em decorrência de aborto.

Em relação ao recorte de cor e etnia, mulheres de cor preta apresentam maior número de óbitos por aborto, com franca diminuição dos índices nos últimos cinco anos do estudo (2010-2015).

Quanto à relação conjugal, os índices não se alteram significativamente ao longo dos anos, representando, em média, 30% para mulheres sem qualquer vínculo conjugal (solteiras, separadas, divorciadas e viúvas) e 70% para mulher com qualquer natureza de vínculo conjugal (com união estável ou casadas).

---

[69] CARDOSO, Bruno Baptista; VIEIRA, Fernanda Morena dos Santos Barbeiro; SARACENI, Valeria. "Aborto no Brasil: o que dizem os dados oficiais?" *Caderno de Saúde Pública 2020*; 36 Sup. 1.

Em relação à escolaridade, o estudo demonstra que, quanto menor a escolaridade, menor a variação do número ao longo do tempo, enquanto que, quanto maior o grau de escolaridade, o óbito materno em decorrência do aborto apresentou maior diminuição, podendo-se concluir que a escolaridade é fator determinante para a morte da mulher que aborta, bem expondo como a vulnerabilidade e a marginalização são marcas indeléveis da criminalização da conduta.

A faixa etária dos 20 anos apresentou-se como a mais frequente nas internações com diagnóstico de aborto. Entre 2008 e 2015, ocorreu um aumento da proporção do grupo dos 30 anos, sendo que este mesmo padrão é comum a todas as regiões do país, apresentando-se como verdadeira tendência.

O SIH (Sistema de Informações Hospitalares do SUS) apresenta importante registro no que diz respeito aos custos do Sistema Único de Saúde em decorrência da criminalização do aborto, anotando uma média anual de 200.000 internações relacionadas ao aborto entre 2008 e 2015, com valor aproximado de R$ 40.000.000,00 (quarenta milhões de reais) ao ano para os cofres públicos, que podem ser divididos entre serviços profissionais (média de 35%) e hospitalares (média de 65%).

Esses percentuais variaram pouco ao longo do tempo. O procedimento informado no sistema foi *"curetagem pós-abortamento/puerperal"* em aproximadamente 95% dos casos. O *"esvaziamento de útero pós-aborto por aspiração manual intrauterina"* (AMIU) correspondeu a apenas 5% dos procedimentos na média dos anos analisados.

Em que pese a dificuldade imposta a uma análise escorreita sobre os dados, tendo em vista as vicissitudes próprias do Sistema Informativo de Mortalidade (SIM), como, por exemplo, o registro da causa básica do óbito (aborto) e de causas paralelas (morte em decorrência de infecção puerperal e aborto), aliadas a questões de natureza religiosa e moral no que se refere à notificação nos casos de aborto induzido, os dados obtidos apontam que o óbito em decorrência de aborto ocorre entre mulheres negras e indígenas (74%), que não têm vínculo conjugal (68%), com baixa escolaridade (até sete anos de estudo), indicando que o óbito por aborto – espontâneo ou induzido – insere-se potencialmente em grupo social de acentuada vulnerabilidade.

Mais recentemente, na Pesquisa Nacional do Aborto, com dados colhidos em 2021, os números demonstraram que o aborto é fenômeno social frequente e persistente entre mulheres de todas as classes sociais, grupos raciais, níveis educacionais e religiões, embora ocorra com mais frequência entre mulheres negras, pardas e indígenas. A pesquisa demonstra, ainda que 1 em cada 7[70] mulheres, aos 40 anos, já tinha realizado pelo menos um aborto, uma taxa inferior à constatada nas pesquisas anteriores (2010 e 2016)[71], que indicavam quase 1 para cada 5 mulheres.

De acordo com a pesquisa, o decréscimo pode ser reflexo da diminuição do número de gravidezes indesejadas verificada no mundo e também no Brasil.

Como se viu, muito embora a prática do autoaborto nos leve a um imaginário binário, onde a maternidade se reveste de santidade e o aborto se apresenta como resultado de uma vida sexual desregrada, os dados estatísticos mostram claramente que tal idealização decorre do processo de estigmatização em razão do forte conteúdo moralizante envolvido.

Mais uma vez, os estudos permitem concluir que a legislação brasileira caminha sempre contrariamente à minimização dos riscos impostos à mulher que vivencia uma gestação indesejada, expondo-a

---

[70] DINIZ, D. MEDEIROS, Marcelo, MADEIRO, A. *Pesquisa Nacional do Aborto – Brasil, 2021.* Ciência e Saúde Coletiva (2023/Mar). Disponível em: http://cienciaesaudecoletiva.com.br/art.s/national-abortion-survey-brazil-2021/18689, acesso em 13/04/2023.

[71] DINIZ, Débora; MEDEIROS, Marcelo; MADEIRO, Alberto. *Pesquisa Nacional do Aborto – Brasil, 2016.* Disponível em https://doi.org/10.1590/1413-81232017222.23812016, acesso em 05/07/2022.

à marginalização, ao contato com a criminalidade (compra e venda ilícita de medicamentos controlados) e à morte.

As estimativas e dados estatísticos apresentados têm relevância na transformação do enfoque dado ao aborto pela legislação brasileira, pois, através do conhecimento do fenômeno e das suas consequências, é possível, dentro de uma compreensão de democracia comprometida com direitos de minorias políticas, avançar na proteção do direito à saúde e, por outro lado, garantir a estabilidade do Estado de Direito na medida em que se reconhece como "ocupante" de temática própria da esfera de liberdade e autodeterminação da pessoa humana, encerrando capítulo de inequívoca violação de tais garantias constitucionais das mulheres.

1.8 Dados comparados e comparação com modelos estrangeiros

No Século XX, o primeiro país do mundo a legalizar a prática do aborto foi a União Soviética (URSS), em 8 de novembro de 1920[72], sob o governo de Vladimir Lenin, com a previsão de gratuidade da assistência médica necessária para o ato, desde que realizado até o primeiro trimestre da gestação.

Tal previsão pode ser compreendida como resultado dos movimentos feministas marxistas no contexto da Revolução Socialista de 1917, mas também como forma de garantir a participação de mulheres no *front* da guerra pós-revolucionária. Muito embora a União Soviética, antecedida e sucedida historicamente pela Rússia, tenha passado por algumas alterações na sua legislação ao longo do processo histórico, inclusive com sua proibição entre as décadas de 1930 a 1950, tem hoje

[72] Segundo Nelson Hungria: "*Ficara, assim, a contrario sensu, reconhecido como ato lícito o aborto da consensiente, desde que praticado por pessoa habilitada e em condições higiênicas. O objeto da tutela deixava de ser o feto, para ser a saúde da gestante*", *Comentários ao Código Penal. Volume 5*, p. 273/274.

a interrupção voluntária da gravidez até a 12ª semana como direito reconhecido pela legislação.

Em 1927, o aborto passou a ser permitido na Alemanha, em caso de risco de vida da gestante, sendo proibido, com penas elevadas, durante o regime nazista. A exemplo de outros países sob regime socialista, a República Democrática Alemã (Alemanha Oriental) legalizou, em 1972, a prática do aborto até a 12ª semana de gestação, ao passo que a República Federal da Alemanha (Alemanha Ocidental), no ano de 1976, somente autorizou, pelo mesmo período, o aborto em caso de risco para a gestante, estupro e por razões psíquicas atestadas por profissionais da medicina.

Com a unificação alemã no início da década de 1990, dada a sensibilidade do tema, as legislações da época da ruptura foram mantidas hígidas em relação a cada circunscrição até 1992, quando o parlamento unificado descriminalizou a prática, sendo imediatamente acionado o Tribunal Constitucional, quando os derrotados propuseram o reconhecimento da inconstitucionalidade da nova lei. Hoje, embora o aborto não seja punido até a 12ª semana de gestação, o acesso à prática e as restrições paralelas impostas aos médicos que a realizam apresentam-se como óbice importante para acesso ao aborto seguro naquele país.

No ano de 2022, a imprensa brasileira ocupou-se sobre a revogação de dispositivo legal, pelo parlamento alemão, que impedia que médicos divulgassem publicamente detalhes sobre os procedimentos de aborto. A lei, do período nazista, representava uma violação ao direito à informação e embora parcialmente reformada em 2019, ainda representava importante restrição ao aborto[73].

A Islândia, em 1935, foi um dos Estados pioneiros ao permitir a prática do aborto não só por motivos biológicos, mas com fundamento

[73] Notícia veiculada pela imprensa, disponível em https://dw.com/pt-br/alemanha-derruba-lei-da-era-nazista-que-dificulta-abrto/a-62247599, acesso em 18/09/22.

em razões sociais. Assim, era permitido às mulheres praticar a interrupção voluntária da gestação justificando-se em questão de natureza médica, sem limitação temporal, ou social – incapacidade socioeconômica ou psicológica de ter filhos –, limitada a 16 (dezesseis) semanas de gestação.

O julgamento do emblemático Caso *Roe x Wade*[74], em 1973, nos Estados Unidos da América do Norte, impôs barreiras aos estados da federação que pretendiam editar leis restritivas ao aborto, em decorrência do direito à privacidade da mulher e das liberdades individuais decorrentes do exercício deste direito. Após ser foco constante de ataque de grupos religiosos antiaborto e sobreviver em constante risco, em 2021 a decisão foi reformada, tendo a Suprema Corte estadunidense autorizado os estados membros a legislar livremente sobre a proibição ou não do aborto.

Diferentemente dos demais países que reconheceram a legalidade da prática da interrupção voluntária da gestação através de acordos políticos e muita discussão pelos representantes das casas legislativas, os E.E.U.U., em 1973, declararam inconstitucional lei texana que criminalizava o aborto e, mais, determinaram que qualquer lei de qualquer dos seus 50 estados que criminalizasse a prática antes do terceiro trimestre (até o 6º mês, portanto) era inconstitucional.

Com isso, pode-se sustentar que a mais alta Corte de Justiça norte-americana, de uma só vez, alterou a dinâmica de compreensão da legalidade do aborto em todo o território estadunidense, de dimensões continentais e com imensa pluralidade sociocultural, ideológica e religiosa.

No ano de 1993, a Polônia, país que sempre teve maioria católica, não obstante seu passado recente alinhado ao socialismo real, adotou

---

[74] O julgamento reuniu, na frente da Suprema Corte Norte-Americana, representantes dos grupos "*pro--choice*" (pelo direito de decidir) e "*pro-life*" (pelo direito à vida), em um embate persistente até os tempos atuais, que resultou, inclusive, em homicídio praticado contra médico que praticava legalmente o aborto, além de outros graves atos de violência.

normas mais restritivas ao aborto, a exemplo da Irlanda, país também de maioria católica, a demonstrar que a influência da Igreja de Roma para o tema apresenta-se até mais pujante que a ideologia política[75].

Itália (1978)[76] e Espanha (1985)[77], com leis mais liberais, e a Grã-Bretanha, com liberalização anterior, no mesmo ano da pílula anticoncepcional (1967), sofrem até os tempos atuais a forte influência dos movimentos "pró-vida", contudo, suas legislações sobre aborto vêm acompanhando as evoluções na proteção dos direitos reprodutivos das mulheres, com constantes atualizações legais. Consequência disso, mulheres irlandesas com possibilidades e recursos viajavam à Inglaterra, para a prática da interrupção voluntária da gestação de forma segura.

Portugal, cuja legislação historicamente inspirou a dogmática-jurídico penal brasileira, descriminalizou a prática do aborto em

---

[75] A Oitava Emenda Constitucional Irlandesa, do ano de 1983, equiparava o direito à vida do feto à da gestante e foi revogada no ano de 2018, através de referendo. Notícia veiculada e disponível em Parlamento da Irlanda aprova legalização do aborto – DW – 14/12/2018, acesso em 13/03/2023.

[76] A Lei nº 194/1978 descriminalizou o aborto, com a seguinte premissa constante do art. 1º: "*O Estado garante o direito à procriação consciente e responsável, reconhece o valor social da maternidade e proteção vida humana desde o seu início.*
A interrupção voluntária da gravidez, na referida lei, não é um meio de controle de natalidade.
O Estado, as regiões e as autarquias locais, nas suas próprias funções e competências, promoverão e desenvolverão serviços sócio sanitários, bem como outras iniciativas necessárias para prevenir o aborto se usado com o propósito de limitar os nascimentos". Disponível em https://www.normattiva.it/uri-res/N2Ls?urn:nir:stato:legge:1978;194, acesso em 26/01/2023.

[77] "*O art. 417 bis do Código Penal tem a seguinte redação:*
' 1. Não será punível o aborto realizado por médico, ou sob sua orientação, em centro ou estabelecimento de saúde, público ou privado, credenciado e com o consentimento expresso da gestante, quando ocorrer alguma das seguintes circunstâncias:
1º Que é necessário evitar grave perigo para a vida ou para a saúde física ou psíquica da grávida e tal consta de parecer emitido previamente à intervenção por médico da especialidade correspondente, diverso daquele por quem ou sob a tutela cujo endereço o aborto é realizado.
Em caso de emergência por risco vital para a gestante, o parecer e o consentimento expresso poderão ser dispensados; 2º Que a gravidez é consequência de ato constitutivo de crime de violação do art. 429, desde que o aborto seja praticado nas primeiras doze semanas de gestação e que o referido ato tenha sido denunciado; 3º Que se presume que o feto nascerá com graves defeitos físicos ou mentais, desde que o aborto seja realizado nas primeiras vinte e duas semanas de gestação e que o parecer, expresso antes do aborto, seja emitido por dois especialistas de um centro ou estabelecimento de saúde, público ou privado, credenciado para esse fim e diferente daquele por quem ou sob cuja direção o aborto é realizado.
2. Nos casos previstos no número anterior, a conduta da mulher grávida não é punível ainda que a prática do aborto não seja realizada em centro ou estabelecimento público ou privado acreditado ou não tenham sido emitidos os pareceres médicos exigidos.'
Portanto, ordeno a todos os espanhóis, particulares e autoridades que guardem e façam cumprir esta Lei Orgânica.
Palacio de la Zarzuela, Madri, em 5 de julho de 1985." Lei Orgânica 09/1985. Disponível em https://boe.es/buscar/doc.php?id=BOE-A-1985-14138, acesso em 26/01/2023.

2007, após referendo, quando o movimento "[p]*elo Sim ganhou com 59,3% dos votos (votaram 43,6% dos eleitores). Com esse resultado, o aborto por decisão da mulher deixou de ser ilícito quando realizado até as 10 semanas de gestação em unidades oficiais ou oficialmente reconhecidas*"[78].

Dentre os modelos europeus, destaca-se o modelo francês, inaugurado no ano de 1974, portanto contemporâneo à decisão da Suprema Corte estadunidense, retratado pela então Ministra da Saúde Simone Veil em seu discurso ao parlamento francês, no qual se destaca o senso de responsabilidade não só atribuído à mulher que decide abortar, mas também em relação ao Estado, no amparo da mulher desde o momento da decisão, até a finalização do procedimento, e para além do ato médico, com previsão legal de atendimento interdisciplinar.

Simone Veil coloca o problema de forma pragmática – mulheres abortam – e dialoga com o tradicionalismo, ao sustentar que, mesmo as leis rigorosas em relação ao tema, não serviram de óbice para a prática do aborto ilegal, o que levava, não só as mulheres a condições degradantes de saúde física e psíquica, mas o próprio Estado a uma situação de desordem social.

No início de sua fala perante o Parlamento Francês, composto majoritariamente por homens, tantos dos quais conservadores, Simone Veil sustenta que todas as outras tentativas para a redução dos índices de aborto simplesmente falharam, desde a educação sexual até a aplicação de uma lei penal rigorosa.

Prossegue argumentando que o fato de constituir o aborto como uma política pública em saúde, não significará torná-lo regra, mas o manter como exceção, a partir de atendimento multidisciplinar às mulheres que procurem o sistema de saúde para a realização do ato,

---

[78] VICENTE, Lisa Ferreira. "Aborto por opção da mulher: a experiência portuguesa da implementação da Rede Nacional", *Cadernos de Saúde Pública*, nº 36, 2020. disponível em http://dx.doi.org/10.1590/0102-311X00036219, acesso em 29/10/22.

importando na necessária escuta ativa e em eventuais construções de saídas aos problemas apresentados como motivadores da decisão.

Considerando que os motivos para decisão sobre o aborto são de ordem social, econômica e psicológica, o modelo francês aprovado em 1974, além de outorgar à mulher a última palavra sobre o procedimento, determinava seu atendimento multidisciplinar por assistentes sociais e profissionais da medicina, em duas entrevistas, além do prazo de 8 (oito) dias para retorno e efetivação do ato de abortamento.

O modelo proposto por Simone Veil foi aprovado, tornando-se lei em 1975, entendendo como direito da mulher o aborto sob determinadas condições, com necessário e prévio atendimento multidisciplinar, até a 10ª semana de gestação.

Em 2001, através de proposta de Martine Aubry e Élisabeth Guigou, o prazo legal foi ampliado para até a 12ª semana, com consultas facultativas e autorizando o abortamento de menores de idade sem autorização dos pais, desde que acompanhadas por um adulto, sendo liberada, também, a publicidade sobre a interrupção voluntária da gestação (VEIL, 2018, p. 80).

Mais recentemente, mesmo sob o avanço da onda política conservadora mundo afora, a França aprovou, em fevereiro de 2022, a ampliação do prazo legal para a 14ª semana, conferindo às parteiras a possibilidade de realizar abortos cirúrgicos, mas mantendo a cláusula de consciência de profissionais da medicina. Em mudanças legislativas recentes, países da América do Sul evoluíram na compreensão dos malefícios da criminalização do aborto, sem, contudo, uma uniformidade em relação ao seu entendimento como uma questão de saúde pública.

A Guiana Francesa segue a legislação francesa, que pode ser compreendida para a inspiração de sua vizinha Guiana, que de forma percussora na América do Sul, em 1995, legalizou o aborto até oito semanas de gestação, a partir do simples requerimento da mulher.

Em 1933, o Uruguai limitou-se a punir o aborto não consentido, contudo por período breve, pois, em 1936, passou a prever punição da mulher que causasse e/ou consentisse com o ato de abortamento, bem como de terceiros que colaborassem ou participassem do ato (HUNGRIA, 1979, p. 274). Esta conjuntura legal que se manteve até 2012, com a legalização da prática até a 12ª semana, bastando o pedido da mulher para a realização, além dos requisitos legais (art. 2º, da Lei Federal nº 18.987/2012), apresentando, no art. 3º, os seguintes requisitos:

- Dentro do prazo estabelecido no artigo anterior desta lei, a mulher deve ir a uma consulta médica em instituição do Sistema Nacional Integrado de Saúde, a fim de colocar em conhecimento do médico as circunstâncias derivadas das condições em que a concepção ocorreu, situações de dificuldades econômicas, sociais, familiares ou etários que, a seu ver, os impeçam de continuar com a gravidez atual.
- O médico terá para o mesmo dia ou para o imediatamente seguinte, a consulta a uma equipe interdisciplinar que pode ser a prevista no Art. 9º do Decreto nº 293/010 que regulamenta a Lei nº 18.426, de 1º dezembro de 2008, que para o efeito será constituído por, pelo menos, três profissionais, um dos quais deve ser ginecologista, outro deve ter especialização na área de saúde mental e o restante na área social.
- A equipe interdisciplinar, atuando de forma conjunta, deve informar a mulher sobre o disposto nesta lei, sobre as características da interrupção da gravidez e os riscos inerentes a esta prática.
- Da mesma forma, informará sobre alternativas ao aborto induzido, incluindo programas de apoio social e econômico disponíveis, bem como sobre a possibilidade de entregar seu filho para adoção.

- Em particular, a equipe interdisciplinar deve ser constituída como um campo de apoio psicológico e social para mulheres, para ajudar a superar as causas que podem levar à interrupção da gravidez e garantir que a mulher tenha as informações para tomar uma decisão consciente e responsável.
- Após o encontro com a equipe interdisciplinar, a mulher terá um período mínimo de reflexão de cinco dias, após a que, caso ratifique sua vontade de interromper a gravidez antes, o ginecologista assistente coordenará imediatamente o procedimento, que, com base nas evidências científicas disponíveis, será guia para a redução de riscos e danos. A ratificação do requerente será expressa por consentimento informado, de acordo com o previsto na Lei nº 18.335, de 15 de agosto de 2008, e incorporado à sua história clínica.
- Seja qual for a decisão que a mulher tomar, a equipe interdisciplinar e o ginecologista vão registrar tudo sobre o histórico médico do paciente.[79]

Como se vê, a lei uruguaia prevê a atuação de equipe multidisciplinar de profissionais de saúde ginecológica e mental e de assistência social na adoção de uma decisão apoiada e consciente, para acolhimento e apoio da mulher que pretende abortar.

Mais recentemente, após longa batalha encabeçada pela Campanha Nacional pelo Aborto Legal, Seguro e Gratuito, o Congresso Nacional da Argentina aprovou a Lei Federal n° 27.610/2021, determinando a possibilidade de interrupção voluntária da gestação até a 14ª semana

[79] URUGUAI, Centro de Información oficial, Normativa y Avisos Legales del Uruguay, Lei n° 18.987/2012. Disponível em: https://www.impo.com.uy/bases/leyes/18987-2012, acesso em 30/10/22.

ou 4 meses completos, apenas com a solicitação da mulher[80]. A lei garante o acesso ao sistema de saúde, fixa o prazo máximo de 10 (dez) dias para a realização do ato e lhe garante tratamento digno e confidencialidade, além de indicar a importância do consentimento informado, através da proteção da autonomia da vontade e do amplo acesso à informação.

Também no ano de 2021, a Câmara de Deputados do Chile aprovou, por maioria apertada (75 a 68 votos) a descriminalização da prática do aborto até a 14ª semana e, ainda, em casos de risco de morte da mulher, estupro e malformação do feto, a qualquer tempo de gestação.

A Colômbia, através de decisão da Corte Constitucional, decidiu pela despenalização da prática até a 24ª semana (ou 6 meses), por maioria apertada de 5 a 4 votos. A Corte afirmou em nota publicada em rede social que:

> A prática do aborto só será punível quando for realizada após a vigésima quarta (24) semana de gestação e, em qualquer caso, este prazo não será aplicável aos três casos estabelecidos na Resolução C-355 de 2006.[81]

A decisão colombiana foi objeto de uma avalanche de demandas judiciais posteriores, visando ao retorno ao *status quo*, sobretudo após a reversão do Caso *Roe x Wade* na Suprema Corte estadunidense,

---

[80] *"Art. 4º- Interrupção voluntária da gravidez. As mulheres e pessoas com outras identidades de gênero com capacidade para gestar têm o direito de decidir e acessar a interrupção de sua gravidez até a décima quarta (14ª) semana, inclusive, do processo gestacional.*
Fora do prazo previsto no número anterior, a grávida tem direito a decidir e aceder à interrupção da gravidez apenas nas seguintes situações: a) Se a gravidez for resultado de estupro, com o requerimento e o atestado pertinente da gestante, perante o pessoal de saúde envolvido;
Nos casos de meninas menores de 13 (treze) anos, não será exigida a declaração juramentada: b) Se a vida ou a saúde integral da grávida estiver em perigo." (tradução livre)

[81] Twitter @CConstitucional, disponível em https://twitter.com/CConstitucional/status/1495883181354106885, acesso em 29/10/2022.

bem expondo o risco de retrocesso que envolve o tratamento do tema pelo Judiciário, em detrimento das garantias do processo legislativo.

Apesar do destaque alcançado pelos conflitos entre os movimentos pró e antiaborto nos países da Europa, no passado, e nos países da América do Sul, mais recentemente, é nos Estados Unidos da América do Norte que se concentram conflitos mais acirrados entre estes movimentos, devido à forte influência da religião e ao extremismo que praticam e fomentam de um lado e de outro o poder exercido pelos grupos feministas progressistas.

O Brasil, enquanto nação, tem a possibilidade de aprender com o equívoco histórico norte-americano e, mais recentemente, colombiano, de buscar tratar da questão do aborto por intermédio do Poder Judiciário, e optar pelos demais modelos sul-americanos e mesmo europeus, que trataram da questão via Poder Legislativo, o canal correto de enfrentamento e composição das diversas correntes político-ideológicas presentes na sociedade.

Há, no País, defensores da atuação do Supremo Tribunal Federal para a descriminalização do aborto, no exercício do controle de constitucionalidade, a exemplo da propositura da ADPF nº 442 pelo Partido Socialismo e Liberdade (PSOL) no ano de 2017, entre outras ações e demandas judiciais que buscaram conferir ao tema um controle incidenter tantum de constitucionalidade.

Por óbvio, não se discute a viabilidade jurídica desta atuação, que parece emergir tanto da competência constitucional do STF prevista no art. 105 da Carta Política, quanto da ausência de garantia constitucional sobre a proteção da vida do embrião/feto, ou mesmo da falta de uma definição legal do termo inicial da vida, cuja proteção pela Carta Magna vem insculpida logo em seu art. 5º, *caput*.

Entretanto, é possível aprender com o modelo norte-americano, no qual, longe de apaziguar o conflito social, a decisão da Suprema Corte resultou no surgimento de movimentos extremados e dogmáticos de prós e contras o aborto. Portanto, revela-se mais producente o tratamento pelo processo legislativo, seja como forma de apaziguamento social, mediante a garantia de posicionamento e construção de via de consenso, seja como forma de adoção de políticas efetivas de proteção multidisciplinar às mulheres que optam pela interrupção voluntária da gestação, evitando-se o processo de marginalização a que permaneceriam submetidas com a prolação de uma decisão judicial, ainda que com efeito concentrado.

O tratamento legislativo da questão, embora não seja capaz de produzir a imediata conciliação entre as correntes antagônicas, ao retirar o caráter marginalizado da conduta, priorizando a saúde da mulher, pode representar, ainda, uma possibilidade de pacificação social, ao minimizar a estigmatização das mulheres que optam pelo aborto voluntário, por meio da força simbólica da lei descriminalizadora.

Por essa razão, questões como a abordagem sobre o critério científico que envolve o início da vida, ou mesmo sobre o processo de criminalização da conduta e sua consequente estigmatização, com todos os seus malefícios, são fundamentais para trazer um ponto comum ao debate, afastando o tema dos seus extremos ideológicos, na busca pelo espaço de consenso.

Os modelos apresentados por alguns países da Europa Ocidental, como França, Itália e Espanha, assemelham-se na medida em que formulam sua permissividade no princípio da solidariedade, encarando o aborto como um fato social grave, mas cuja proibição é, além de inócua, verdadeiro fator de marginalização e sofrimento de mulheres.

Há, portanto, uma diferença fundamental entre as fórmulas: uma adveio de decisão judicial da mais alta Corte de Justiça que, dada nova composição, foi revogada, no caso dos Estados Unidos da América do Norte. A outra decorre de processo legislativo, com multiplicidade de representantes (diretos ou indiretos) do povo, que, ao exercer a representação da vontade popular, deliberaram em maioria por permitir o aborto, com as responsabilidades inerentes a uma decisão de política pública de Estado, qual seja, a de garantir o acesso das mulheres nesta situação aos serviços de saúde.

Pesquisa realizada entre 1990 e 2014[82], com dados de agências governamentais de diversos países ao redor do mundo, estimou tendências regionais e globais na incidência do aborto e examinou as taxas de interrupção induzida da gestação em países agrupados em relação ao seu *status* legal sobre o aborto.

Dos resultados apresentados, estimou-se a prática de 35 abortos anuais para cada 1.000 mulheres, com idade entre 15 e 44 anos, entre 2010 e 2014, e 40 abortos anuais para cada 1.000 mulheres, entre os anos de 1990 e 1994, demonstrando uma tendência de queda.

Contudo, devido ao crescimento populacional, o número anual de abortos em todo o mundo aumentou em estimados 5,9 milhões (de 50,4 milhões em 1990-1994 para 56,3 milhões em 2010-2014).

Nos países desenvolvidos, a taxa de abortos caiu 19 pontos (de 46 para 27), enquanto nos países em desenvolvimento, encontrou-se um declínio não significativo de 2 pontos (de 39 para 37).

Cerca de 25% ou ¼ das gestações terminaram em aborto entre 2010 e 2014. Globalmente, 73% dos abortos foram praticados por mulheres casadas, neste mesmo período, mostrando-se como uma tendência parecida com a experiência brasileira, onde o aborto é mais incidente entre mulheres que possuem alguma estabilidade em relações, em comparação com 27% (18 a 41) obtidos por mulheres solteiras.

Por fim e de amplo interesse para a pesquisa, não foi observada associação entre as taxas de abortos entre 2010 e 2014 e o tratamento legal para a prática nos países participantes da pesquisa, podendo-se

[82] SEDGH, Gilda et al., *Abortion incidence between 1990 and 2014: global, regional, and subregional levels and trends*. The Lancet, vol. 388, iss. 10041, 2016, National Library of Medicine, disponível em https://pubmed.ncbi.nlm.nih.gov/27179755/, acesso em 17/04/2022.

concluir, através dos dados levantados, que a criminalização, legalização ou qualquer outra natureza de conformação jurídica sobre o aborto não tem implicação direta sobre a taxa de sua efetiva ocorrência, impondo a reflexão sobre a efetividade do modelo repressivo na sua acepção de prevenção geral do delito.

Em acórdão proferido nos autos do *Habeas Corpus* 124.306/RJ, que tramitou perante o Supremo Tribunal Federal, a Ministra Rosa Weber traz em seu voto outro importante dado estatístico global:

> De acordo com uma pesquisa de alcance global realizada entre no período de 1995 a 2008, pelo *UK Department of International Development, The Dutch Ministry of foreign Affairs, and the John D and Catherine T Mac Arthur Foundation*, (...) em 1995, 78% dos abortos ocorreram em países em desenvolvimento, sendo que em 2008 esse percentual elevou-se para 86%, fator que implicou a conclusão firmada no estudo foi no sentido de que a taxa de aborto foi menor nas regiões onde as mulheres possuem regulamentação jurídica do direito ao aborto, com sua liberalização no primeiro trimestre da gestação.[83]

O dado estatístico pode ser resultado da conformação do tema como questão de segurança pública, distanciada da rede de atendimento em saúde pública. A previsão de atendimento multidisciplinar prévio à mulher que pretende abortar, sobretudo na área psicossocial, pode representar um importante mecanismo de atenção e acolhimento, apresentando-lhe alternativas à prática abortiva, o que é salutar desde que o atendimento priorize a decisão individual.

Ainda em seu voto, a Ministra Rosa Weber atenta para a mortimorbidade materna em decorrência de interrupção voluntária da

---

[83] STF, HC 124.306/RJ, Voto Ministra Rosa Weber, páginas 43 e 44.

gestação, trazendo pesquisa realizada pelo *The Guttmacher Institute* em 2012, e publicada em 2015 no *Journal of Obstretics & Gynaecology*: em razão do aumento dos casos de aborto inseguro e clandestino nos países em desenvolvimento, sobretudo na América Latina, em período anterior à onda de legalização que acompanharam países como Uruguai, Argentina e Colômbia, *"sete milhões de mulheres foram internadas por complicações de abortos clandestinos e vinte e duas mil morreram no ano de 2012"*[84].

O Brasil, dada sua ausência de evolução de tratamento legislativo, não obstante passados mais de oitenta anos do Código Penal, com pouquíssimas decisões judiciais consentâneas com os países que já descriminalizaram a conduta, tem, por outro lado, a possibilidade de espelhamento em modelos ponderados de transição, cujo sucesso é demonstrado pela aceitação da prática pela população e, mais que isso, comprovado a partir das evoluções de compreensão e efetivação da prática da interrupção legalizada, voluntária e segura da gestação de mulheres que não querem ser mães ou levar uma gestação até o final.

[84] STF, HC 124.306/RJ, Voto Ministra Rosa Weber, páginas 43 e 44.

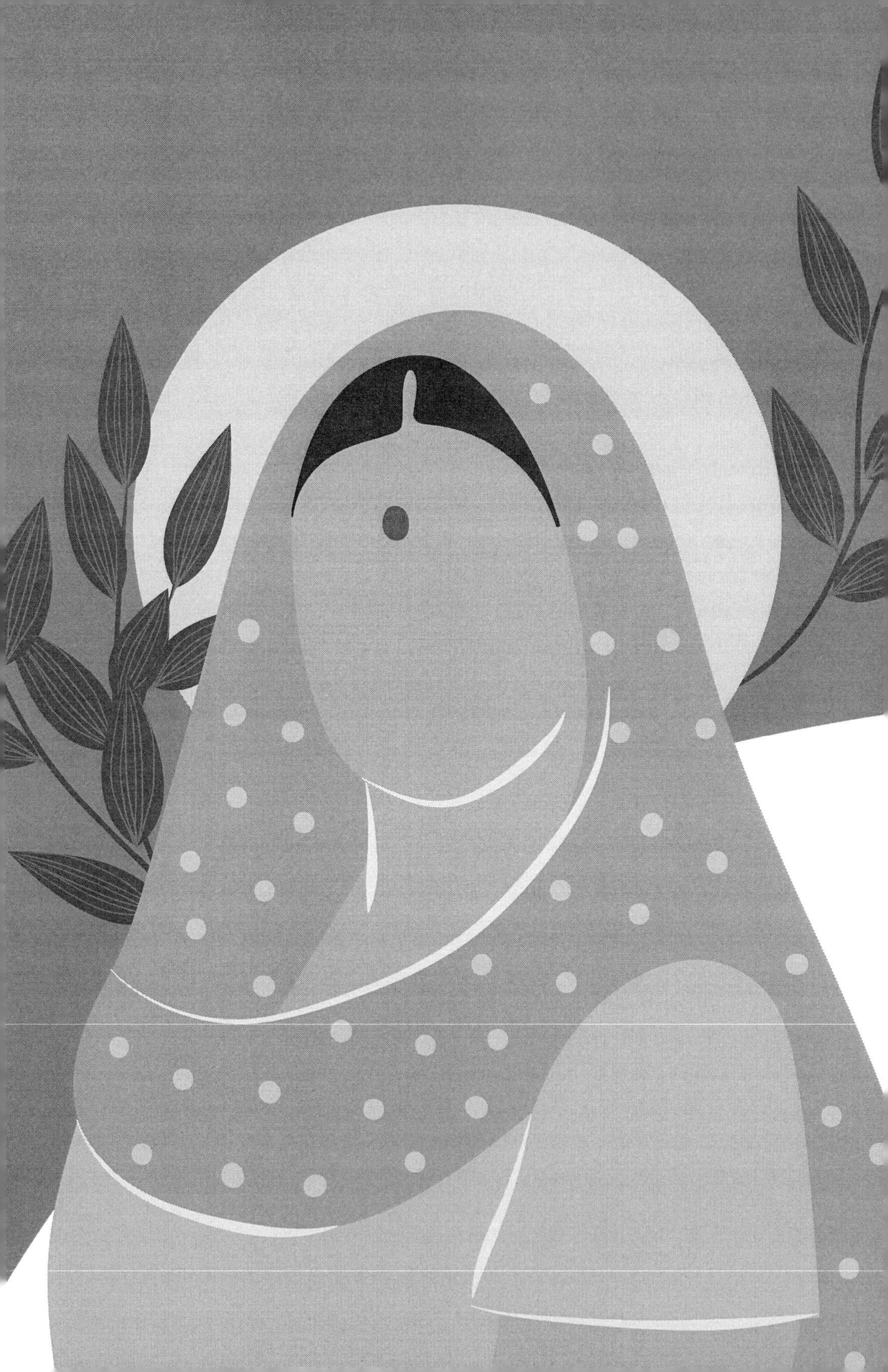

2

Constituição da República de 1988

De acordo com Terezinha Inês Teles Pires, a criminalização do aborto voluntário afronta *"a validade da estrutura do regime democrático"* em decorrência da violação do critério majoritário para a eleição de bens jurídicos a serem tutelados pelo Direito Penal:

> O regime democrático é reconhecido como o mais adequado para a construção de um acordo social que determine, de forma justa, os limites da liberdade individual e da coerção do Estado. A formação do Estado legitima a submissão das pessoas a uma ordem jurídica, o que resultou na adoção do modelo de democracia representativa, calcada na prevalência da vontade da maioria. Mas não é sem dificuldades que se sustenta esse modelo, em face da inevitável opressão das minorias. (PIRES, 2013, 364-390)

Embora se tenha optado, por didatismo, em dividir os valores e princípios constitucionais afrontados pela criminalização do aborto voluntário, é certo que estes princípios se entrelaçam, conferindo maior significado um ao outro, como ocorre no imbricamento entre a dignidade humana, o direito à saúde e as garantias individuais.

É por meio das violações a princípios fundamentais insculpidos na Constituição Federal que se revelará a necessidade de transformação do modelo brasileiro de criminalização do aborto, com a finalidade de garantir a função dirigente proposta pelo legislador constituinte.

2.1 Dignidade da pessoa humana e cidadania

A Constituição Federal de 1988 traz, em seu preâmbulo, os valores e ideais sob os quais seu texto foi construído, a partir do poder constituinte representativo dos anseios do povo, que impõe, para a função interpretativa do preceito expresso e, fundamentalmente, das normas infraconstitucionais, seu reconhecimento e as necessárias reflexões para a manutenção da inteireza do sistema legal e sua correspondência à vontade popular.

As normas infraconstitucionais, sempre que conflitarem com os objetivos republicanos, deverão a estes se amoldar, não só através de controle de constitucionalidade pelo sistema de justiça, mas, precipuamente, mediante a revisão legislativa efetivada pelo respectivo poder constituído.

Diz o preâmbulo da Constituição Federal:

> Nós, representantes do povo brasileiro, reunidos em Assembleia Nacional Constituinte, para instituir um Estado Democrático, destinado a assegurar o exercício dos direitos sociais e individuais, a liberdade, a segurança, o bem-estar, o desenvolvimento, a igualdade e a justiça como valores supremos de uma

> sociedade fraterna, pluralista e sem preconceitos, fundada na harmonia social e comprometida, na ordem interna e internacional, com a solução pacífica das controvérsias, promulgamos, sob a proteção de Deus, a seguinte Constituição da República Federativa do Brasil.[1]

Em seu art. 5º, *caput*, a Constituição vigente declara a inviolabilidade do direito à vida, à liberdade, à igualdade, à segurança e ao patrimônio, tendo como norte, no dever fundamental de garantia destes direitos, a dignidade da pessoa humana, prevista no art. 1º, inciso III, como uma das bases fundantes do Estado Democrático e Social de Direito.

A dignidade da pessoa humana, garantia fundamental da República Federativa do Brasil, foi objeto de estudo de diversos teóricos e doutrinadores de diversos ramos das ciências humanas, ganhando inequívoca preponderância no mundo ocidental após as duas grandes guerras e o holocausto, e principalmente após a Declaração Universal dos Direitos Humanos de 1948, que estabeleceu, em seu art. 1º, que todos "*nascem livres e iguais em dignidade e direitos*".

Sua importância para a alocação do debate acerca da criminalização do aborto é fundamental, na medida em que a dignidade da pessoa humana centra o ser humano como um fim em si mesmo, dotado de valor único e absoluto, insubstituível.

Roberta Soares Silva[2] sinaliza que, diante da complexidade dos valores morais presentes na idade contemporânea, sobretudo após as guerras mundiais, a dignidade humana vem se apresentando como

---

[1] BRASIL, Constituição Federal.

[2] SILVA, Roberta Soares da. Dignidade humana. *Enciclopédia jurídica da PUC-SP*. Celso Fernandes Campilongo, Alvaro de Azevedo Gonzaga e André Luiz Freire (coords.). Tomo: Direitos Humanos. Wagner Balera, Carolina Alves de Souza Lima (coord. de tomo). 1ª ed. São Paulo: Pontifícia Universidade Católica de São Paulo, 2017. Disponível em: https://enciclopediajuridica.pucsp.br/verbete/507/edicao-1/dignidade-humana, acesso em 05/07/2022.

uma barreira contra ideologias ou regimes políticos que visem a violar os direitos humanos estabelecidos e reconhecidos quase globalmente.

A dignidade da pessoa humana, enquanto princípio fundamental, impõe que o homem e a mulher sejam considerados como um fim em si mesmo e não como meio para a consecução de uma finalidade, o que impõe a reflexão sobre os destinos do corpo e da autonomia feminina para fins reprodutivos.

Conforme se viu da historicidade da proibição do aborto em determinadas condições de espaço, tempo e lugar, findou-se por considerar o corpo biológico da mulher e sua capacidade de gestar como um meio para estratégias de repovoamento e, principalmente, para geração de mão de obra.

Nesse sentido, a utilização histórica do corpo biológico da mulher para a gestação de novas gerações, concretizada a partir da proibição social e legal do aborto voluntário, resulta do indevido desprezo à sua autonomia em relação ao próprio corpo.

Roberta Soares Silva avança na compreensão da dignidade humana, referenciando que o afastamento da humanidade como meio para consecução de outro fim encontra limite na autonomia e no livre-arbítrio:

> (...) é preciso que o homem trate a si mesmo e a seus semelhantes com humanidade, com respeito, de modo que não seja visto como mero instrumento para a consecução de uma finalidade qualquer, mas capaz de se submeter às leis oriundas de sua própria vontade, por intermédio de seus representantes e de poder formular um projeto de vida deliberado e consciente. O homem possui autonomia, livre-arbítrio para decidir o próprio caminho.[3]

---

3 SILVA, Roberta Soares da. Dignidade humana. *Enciclopédia jurídica da PUC-SP.*, p. 4.

Muito embora não se possa afirmar nenhum princípio constitucional como absoluto, o princípio da dignidade da pessoa humana antecede sua positivação, uma vez que é preexistente à norma como um direito natural e inato aos indivíduos.

Sua positivação através dos tratados internacionais e normas constitucionais das nações são mero e dispensável reconhecimento desta garantia, que não se extingue, mesmo que não prevista expressamente. Neste sentido, pode-se sustentar que a dignidade humana possui contornos de plenitude e caráter absoluto, por representar a fonte dos demais valores e garantias destinadas aos indivíduos para um viver com um mínimo existencial.

O conceito de dignidade da pessoa humana floresce sob a concepção jusnaturalista de Norberto Bobbio, segundo a qual existe e pode ser conhecido um "direito natural" (*ius naturale*), ou seja, um sistema de normas de conduta intersubjetiva diverso do sistema constituído pelas normas fixadas pelo Estado, através do direito positivado[4].

Portanto, para além da consideração do ser humano – mulher – como um fim em si mesmo, partindo-se do entendimento da dignidade da pessoa humana como uma garantia fundamental de caráter absoluto, as reflexões sobre a criminalização do aborto impõem este foco de análise. Evita-se, assim, que a norma que objetiva a proteção de bens jurídicos relevantes transforme-se em mecanismo de desigualdade, de desamparo e de insegurança, desprotegendo, na realidade, o bem jurídico que deveria proteger.

Erigir determinado valor como uma garantia fundamental impõe aos cidadãos, mas sobretudo ao Estado, um dever fundamental de observância e efetiva garantia desse direito.

A evolução do conceito de Estado do Direito Formal para o Estado Social e, posteriormente, para o atual modelo brasileiro de Estado

---

[4] BOBBIO, Norberto. *Dicionário de política*, p. 655.

Democrático e Social é amparado nos valores precípuos da legalidade, da liberdade e das garantias pessoais.

E é dentro deste Estado Democrático e Social de Direito que a dogmática jurídico-penal se transforma, de mero silogismo para a busca de uma solução mais justa ao fenômeno criminológico, passando ao sistema jurídico penal tripartido para atender às necessidades primárias da política criminal, estando nelas compreendido o princípio da referência constitucional dos bens jurídicos.

Em síntese, a dogmática jurídico-penal, neste momento histórico e político, não poderá se ocupar de bens jurídicos não tutelados pela Constituição Federal.

Não obstante a Constituição Federal defina o direito à vida como fundamental, há um vácuo de compreensão sobre o momento de início dessa vida humana[5]. Cria-se, por consequência, um espaço de ausência ou de incerteza que confere ao legislador infraconstitucional inequívoca margem de ação na implementação de normas proibitivas e mandamentais, além de políticas públicas que podem e poderão resultar em direta violação a outros princípios fundamentais.

Os direitos individuais têm relevância constitucional desde a modernidade, alcançando, no viver contemporâneo, expressão máxima e globalizante.

Considerado verdadeiro marco no que se refere aos direitos das mulheres e meninas, foi na Conferência Mundial da ONU sobre População e Desenvolvimento, realizada em 1994 na cidade do Cairo, com participação ativa do Brasil, que se reconheceu internacionalmente, pela primeira vez, os direitos sexuais e reprodutivos como modalidade de direitos humanos.

---

[5] Algumas autoras, como Simone Camurça, defendem que a ação do movimento feminista, denominada "Lobby do batom", na Assembleia Constituinte de 1988 freou a iniciativa de inserção de defesa da vida desde a concepção no texto constitucional, o que seria verdadeiro dissenso com a institucionalização do Estado laico. Em VEIL, Simone. *Uma lei para a história: a legalização do aborto na França*, p. 88.

> A partir da CIPD, as políticas e os programas de população deixaram de centrar-se no controle do crescimento populacional como condição para a melhoria da situação econômica e social dos países, e passaram a reconhecer o pleno exercício dos direitos humanos e a ampliação dos meios de ação da mulher como fatores determinantes da qualidade de vida dos indivíduos. Nesta perspectiva, delegados de todas as regiões e culturas concordaram que a saúde reprodutiva é um direito humano e um elemento fundamental da igualdade de gênero. [6]

É bem verdade que o Relatório extraído da Conferência traz em seu teor uma série de protocolos para a evitação do abortamento, não estimulando sua prática ou até mesmo a rejeitando como mecanismo de planejamento familiar[7]. Contudo, suas propostas atentavam para a necessidade premente, naquele momento, de uma proteção específica em relação aos direitos reprodutivos das mulheres, com base nos princípios de prevenção e educação[8], que devem, de fato, ser os fundamentos de uma política pública em saúde reprodutiva.

Desde o ano 1994, o processo civilizatório evoluiu, mas as medidas de prevenção e educação não alcançaram êxito a ponto de eliminar a prática do autoaborto ou do aborto provocado, realçando a necessidade de avanço nas políticas públicas, como forma efetiva de garantir a proteção a este direito humano das mulheres e meninas.

---

[6] PATRIOTA, Tania *in* Relatório da Conferência Internacional sobre população e Desenvolvimento - Plataforma de Cairo, 1994, Disponível em https://brazil.unfpa.org/sites/default/files/pub-pdf/relatorio-cairo.pdf

[7] 7.24. Os governos devem tomar providências adequadas para ajudar as mulheres a evitar o aborto, que, em nenhuma hipótese, deve ser promovido como método de planejamento familiar e, em todo caso, fazer que mulheres que tenham recorrido ao aborto recebam orientação e tratamento humanitário.

[8] 7.5 Os objetivos são: a) assegurar que informação completa e concreta e toda uma série de serviços de assistência à saúde reprodutiva, inclusive o planejamento familiar, sejam acessíveis, permissíveis, aceitáveis e convenientes a todo usuário; b) possibilitar e apoiar decisões voluntárias responsáveis sobre gravidez e métodos de planejamento familiar de sua escolha, assim como outros métodos de sua escolha para o controle da fecundidade, que não contrariem a lei, e tenha a informação, educação e meios de o fazer; c) atender às diferentes necessidades de saúde reprodutiva durante o ciclo de vida e assim o fazer de uma maneira sensível à diversidade de circunstâncias de comunidades locais.

A evolução se constata na própria América Latina, em países como Argentina, Uruguai e, mais recentemente, Colômbia, restando clara a posição arcaica e ultraconservadora do Brasil na manutenção da criminalização do aborto inalterada há oitenta anos e no não reconhecimento da capacidade humana das mulheres em empreender decisões relevantes sobre seu projeto de vida.

O caráter compulsório da gestação, da forma como previsto no Brasil, viola a dignidade da pessoa humana e o exercício dos direitos da cidadania das mulheres, impondo-lhes uma perspectiva do Estado sobre decisões reprodutivas que alavancam ou impedem projetos de vida.

Ademais, o processo de marginalização, imposto pela criminalização do ato de abortamento, aprofunda as diferenças socioeconômicas, violando a dignidade de mulheres em posição de vulnerabilidade, como ocorre com aquelas que vivem fora dos centros urbanos, pobres, negras e indígenas.

A alocação dos direitos reprodutivos das mulheres no contexto na dignidade da pessoa humana requer, ainda, a necessária reflexão sobre os danos produzidos pelo capitalismo global na vida de milhões de mulheres mundo afora. A implementação de medidas efetivas de garantia de igualdade, como acesso à saúde, à educação e a um ambiente sadio de trabalho, sem precarização, são imprescindíveis e concomitantes à discussão sobre a liberdade reprodutiva, também sobre o prisma da dignidade humana.

Do contrário, a defesa da liberdade reprodutiva da mulher, sem as necessárias políticas públicas de igualdade salarial e de remuneração do cuidado, pode representar mais um instrumento de dominação patriarcal, fundada no capitalismo e na sujeição da mulher ao trabalho precarizado.

Liberdade reprodutiva efetiva para a mulher inserida no mercado de trabalho pressupõe o exercício de um direito de escolha, de forma livre. Não é isso que se vê com a mulher trabalhadora, sobretudo em ambiente precarizado, sem direitos trabalhistas reconhecidos e sem reconhecimento do valor econômico dos cuidados com a família e, principalmente, com a prole.

Vê-se, portanto, que a discussão sobre direitos reprodutivos como expressão do princípio constitucional da dignidade da pessoa humana, ainda hoje, passados mais de 100 anos da Revolução Russa, remonta à base do feminismo marxista, segundo o qual a opressão de gênero tem como um dos seus fundamentos, de prioritária importância em um regime capitalista, a não-remuneração do trabalho doméstico.

Portanto, tratar de liberdade reprodutiva em um cenário de precarização do trabalho e de crise econômica mundial poderá representar mais uma faceta da exploração da força de trabalho da mulher pela economia, não só pela desigualdade remuneratória, mas sobretudo diante da ausência de condições mínimas para o exercício dos direitos decorrentes da maternidade, em prejuízo do ambiente de trabalho sadio e seguro.

Nesse sentido, faz-se necessária uma multiplicidade de atuações institucionais e de política pública para inversão da lógica sobre a atuação tanto da sociedade patriarcal quanto do sistema capitalista no que se refere aos direitos das mulheres. Isto porque, historicamente, ambos têm atuado na sociedade e, especificamente, no sistema penal, como mecanismo de controle dos corpos femininos, potencializando as subjetividades e reproduzindo símbolos (ANDRADE, 2012, p. 140).

Todos os princípios decorrentes da dignidade da pessoa humana e que atravessam a controvérsia da criminalização do aborto, necessariamente, se voltarão ao "princípio-mãe" e, na relação estabelecida com o tema, estarão sempre e naturalmente entrelaçados, já que não é possível tratar de exercício de direitos reprodutivos sem tratar de autonomia de vontade, de liberdade, de intimidade e de direito à saúde.

2.2 Direitos individuais: vida, intimidade, liberdade e igualdade

De acordo com André Ramos Tavares, a Constituição Federal não delimitou o início da proteção ao bem jurídico "vida", limitando-se a descrevê-la como inviolável. Contudo, o autor defende que, em razão das *"conexões normativo-constitucionais"*, deve-se reconhecê-las a partir da concepção[9].

Ainda segundo o autor:

> o alcance dessa inviolabilidade, com a identificação, no limite, das hipóteses da vida humana e de não vida ou da vida não humana, ou mesmo das hipóteses em que não há de prevalecer a vida em face de outros valores, cai no âmbito da discussão intensamente marcada pelo desacordo moral e pela improvável ocorrência – ao contrário do que supõe Dworkin – de um consenso ou da aceitação de uma única resposta jurídico-impositiva por todos os segmentos sociais.[10]

A defesa da proteção jurídica da vida desde a concepção, como uma normativa incidente no direito constitucional brasileiro, decorre da interpretação sobre o art. 4º da Convenção Americana de Direitos

---

[9] *Comentários à Constituição Federal*, p. 214.

[10] *Comentários à Constituição Federal*, p. 214.

Humanos ou Pacto de São José da Costa Rica (1969)11, ratificado pelo Brasil em 1992, através do Decreto nº 678 e incorporado ao sistema legal com força de emenda constitucional12.

Não obstante esteja expressamente consignada a proteção do direito à vida desde a concepção no art. 4º e nas alíneas que seguem esta previsão legal, verifica-se uma tendência da proteção da vida do ser humano nascido, voltada, especificamente, para a abolição da pena de morte[13].

Primeiramente, a fim de afastar eventual anacronismo, é preciso considerar o momento histórico da redação do tratado internacional, além de o situar no contexto americano. Em 1969, nenhum país das Américas autorizava legalmente o aborto, vindo os Estados Unidos da América do Norte a pioneiramente fazê-lo em 1973, através de decisão de sua Suprema Corte.

Embora o Brasil tenha aperfeiçoado a ratificação do tratado internacional em 1992, quando já era promulgada e vigente a Carta Magna de 1988, o teor da Convenção já era de domínio e conhecimento internacional desde 1978.

---

[11] Art. 4° - Direito à vida.
1. Toda pessoa tem o direito de que se respeite sua vida. Esse direito deve ser protegido pela lei e, em geral, desde o momento da concepção. Ninguém pode ser privado da vida arbitrariamente.
2. Nos países que não houverem abolido a pena de morte, esta só poderá ser imposta pelos delitos mais graves, em cumprimento de sentença final de tribunal competente e em conformidade com a lei que estabeleça tal pena, promulgada antes de haver o delito sido cometido. Tampouco se estenderá sua aplicação a delitos aos quais não se aplique atualmente.
3. Não se pode restabelecer a pena de morte nos Estados que a hajam abolido.
4. Em nenhum caso pode a pena de morte ser aplicada a delitos políticos, nem a delitos comuns conexos com delitos políticos.
5. Não se deve impor a pena de morte a pessoa que, no momento da perpetração do delito, for menor de dezoito anos, ou maior de setenta, nem aplicá-la a mulher em estado de gravidez.
6. Toda pessoa condenada à morte tem direito a solicitar anistia, indulto ou comutação da pena, os quais podem ser concedidos em todos os casos. Não se pode executar a pena de morte enquanto o pedido estiver pendente de decisão ante a autoridade competente.

[12] BRASIL, Senado Federal, disponível em https://www.planalto.gov.br/ccivil_03/decreto/d0678.htm, acesso em 31/01/2023.

[13] BRASIL, Senado Federal, disponível em https://www.planalto.gov.br/ccivil_03/decreto/d0678.htm, acesso em 31/01/2023

Se, por um lado, algumas previsões do Pacto de San José encontram-se expressamente retratadas na Constituição da República[14], por outro, a teoria concepcionalista claramente não foi uma opção do legislador constituinte.

Levando-se em conta, ainda, a previsão do art. 19, inciso I, da Constituição Federal, que optou pela instituição de um Estado laico, considerando-se a origem religiosa cristã da proteção da vida desde a concepção, não é demais concluir que a adoção da teoria concepcionalista seria incompatível com o critério da laicidade, mesmo porque não encontra atualmente qualquer respaldo na ciência.

Os tratados internacionais sobre direitos humanos possuem *status* de norma supralegal, com força de emenda constitucional, portanto, hierarquicamente inferiores ao texto constitucional, sendo forçoso concluir que a omissão do legislador constituinte pela proteção jurídica do direito à vida desde a concepção, menos que uma lacuna, representou verdadeira ferramenta de modelo constitucional dirigente, com normas programáticas e voltadas para o futuro.

A Constituição Federal não contempla normas proibitivas ou ordenatórias sobre o aborto, cabendo ao legislador infraconstitucional, através da sua margem de ação, fundamentada no princípio da proporcionalidade, solucionar o conflito existente entre princípios fundamentais claramente presentes no tema.

É como conclui José Afonso da Silva a respeito do tema aborto:

> A Constituição não enfrentou diretamente. Houve três tendências no seio da Constituinte. Uma queria assegurar o direito à vida, desde a concepção, o que importava em proibir o aborto. Outra previa que a condição de sujeito de direito se adquiria pelo nascimento com a vida, sendo que a vida intra-uterina, inseparável

---

[14] Como a proibição da pena de morte (art. 4º do Pacto), a previsão de garantias judiciais (art. 8º do Pacto), o direito à liberdade (art. 7º do Pacto), dentre outros.

> do corpo que a concebesse ou a recebesse, é responsabilidade da mulher, o que possibilitava o aborto. A terceira entendia que a Constituição não deveria tomar partido na disputa, nem vedando nem admitindo o aborto. Mas esta não saiu inteiramente vencedora, porque a Constituição parece inadmitir o abortamento. Tudo vai depender da decisão sobre quando começa a vida. (SILVA, 2007, p. 181)

A esse pensamento, acrescenta-se que, em verdade, a ausência de tratamento, diferida à clausula a *"depender da decisão sobre quando começa a vida"*, foi, sim, uma escolha ciente e ciosa do legislador constituinte.

Hoje, a dogmática jurídico-penal dá tratamento proibitivo ao aborto, a partir de lei ordinária, prevista nos arts. 124, 125 e 126 do Código Penal, em claro atendimento à teoria concepcionista, segundo a qual se compreende que o direito à vida deve ser protegido desde o momento da concepção.

Por outro lado, o direito civil, ao tratar dos direitos da personalidade, apropriou-se da teoria natalista, segundo a qual o ser humano só adquire personalidade jurídica a partir do nascimento com vida, possuindo, enquanto nascituro, mera expectativa de direitos que se aperfeiçoarão com o nascimento.

Não se pretende confundir o direito à vida com o direito à personalidade, contudo, a ausência de previsão constitucional sobre o momento da efetiva necessidade de proteção estatal do direito à vida confere ao legislador infraconstitucional o dever de, na qualidade de representante dos anseios do povo e como observador do momento histórico que ocupa na função legiferante, observar os conflitos atuais postos entre os direitos fundamentais da vida e da liberdade, tendo, como norte para a solução do conflito, a dignidade da pessoa humana.

A passagem da Idade Média para a Idade Moderna é momento de intensa ruptura, não só na organização da sociedade, mas, fundamentalmente, da forma como o ser humano, nas suas expressões artística, filosófica e existencial, enxerga o mundo em que habita e a sua relação com a natureza, com outros seres humanos e com o exercício do poder.

É neste momento histórico, na passagem do sistema feudalista, conservador e tradicionalista para o sistema burguês, fundado nos ideais de liberdade, igualdade e propriedade privada, que se estabelecem as raízes dos direitos individuais, os quais representam verdadeira resistência do homem ao exercício dos poderes políticos, econômicos e religiosos, seja em relação ao monarca e senhor feudal, seja, hoje, em relação ao Estado.

No contexto pós Segunda Guerra Mundial, com os ensinamentos que a barbárie do nazismo impôs ao mundo, a dignidade humana passa a centralizar todos os esforços de compreensão existencialista, tratando o indivíduo como um fim em si mesmo.

O princípio da igualdade, no contexto pós-Segunda Guerra, vem expresso pela primeira vez em um texto internacional, na Carta das Nações Unidas, em 1945, em seu preâmbulo:

> NÓS, OS POVOS DAS NAÇÕES UNIDAS, RESOLVIDOS a preservar as gerações vindouras do flagelo da guerra, que por duas vezes, no espaço da nossa vida, trouxe sofrimentos indizíveis à humanidade, e a reafirmar a fé nos direitos fundamentais do homem, na dignidade e no valor do ser humano, na igualdade de direito dos homens e das mulheres, assim como das nações grandes e pequenas, e a estabelecer condições sob as quais a justiça e o respeito às obrigações decorrentes de tratados e de outras fontes do direito internacional possam ser mantidos, e

> a promover o progresso social e melhores condições de vida dentro de uma liberdade ampla.[15]

Em seu art. 1º (2) e (3), expressamente consigna o princípio da igualdade entre os povos e a cooperação internacional para a eliminação das distinções de raça, sexo, língua e religião16.

A dignidade humana no mundo moderno e, principalmente, no contemporâneo, como princípio máximo dos direitos fundamentais, apresenta-se como limitador do poder estatal, com aplicabilidade direta e imediata.

Com o reconhecimento da dignidade humana como princípio balizador das relações entre indivíduos e destes com o Estado, surgem suas expressões mais específicas, representadas pelos direitos individuais, dentre os quais o princípio da igualdade e da não-discriminação, previstos nos arts. 3º, inciso IV, e 5º, caput, da Constituição da República.

É importante destacar que o princípio da igualdade ou da não-discriminação encontra-se expresso na Constituição Federal no dispositivo que expõe uma das finalidades da República, que é a promoção do bem de todos sem discriminações de origem, raça, cor, idade ou qualquer outra forma. Constitui-se em verdadeiro objetivo

---

[15] Organização das Nações Unidas, disponível em https://brasil.un.org/sites/default/files/2022-05/Carta-ONU.pdf, acesso em 12/08/22.

[16] *Art. 1 Os propósitos das Nações unidas são: 1. Manter a paz e a segurança internacionais e, para esse fim: tomar, coletivamente, medidas efetivas para evitar ameaças à paz e reprimir os atos de agressão ou 5 outra qualquer ruptura da paz e chegar, por meios pacíficos e de conformidade com os princípios da justiça e do direito internacional, a um ajuste ou solução das controvérsias ou situações que possam levar a uma perturbação da paz; 2. Desenvolver relações amistosas entre as nações, baseadas no respeito ao princípio de igualdade de direitos e de autodeterminação dos povos, e tomar outras medidas apropriadas ao fortalecimento da paz universal; 3. Conseguir uma cooperação internacional para resolver os problemas internacionais de caráter econômico, social, cultural ou humanitário, e para promover e estimular o respeito aos direitos humanos e às liberdades fundamentais para todos, sem distinção de raça, sexo, língua ou religião; e 4. Ser um centro destinado a harmonizar a ação das nações para a consecução desses objetivos comuns.* https://brasil.un.org/sites/default/files/2022-05/Carta-ONU.pdf, acesso em 12/08/22.

da nação a eliminação de motivos para a propagação de segregações sociais ou jurídicas.

Nesse sentido, Lênio Luiz Streck e Jose Luis Bolzan Morais destacam que a Constituição Federal objetiva um Estado Social intervencionista construído a partir de políticas públicas *distributivistas*, com uma *força normativa* capaz de produzir efetivos avanços ou evoluções no processo civilizatório da migração para o Estado democrático de Direito. Neste sentido que o imperativo da igualdade representa ao mesmo tempo uma baliza para a implementação das políticas públicas e para as relações interpessoais e um objetivo claro na medida da diminuição das discrepâncias sociais[17].

A criminalização do aborto, dado o modelo dirigente da Constituição Federal, evidencia conflitos com o princípio da igualdade ou da não-discriminação, em suas múltiplas acepções, mas, principalmente, no que se refere às questões de gênero, capacidade socioeconômica (ou classe social) e raça.

Alerta Terezinha Inês Teles Pires que o princípio da igualdade, de certa forma, funciona como mote para a padronização do pensamento e a minimização das escolhas pessoais. Portanto, no cotejo do princípio da igualdade com a liberdade, é necessária a avaliação de que o primeiro não pode servir de base para negar o segundo, pois há matérias em que a vontade da maioria ou o senso coletivo comum não poderão influenciar no controle social de certos atos do indivíduo, sob pena de violação do segundo princípio (PIRES, 2023, p. 360).

Nesse contexto de conflito entre os direitos à liberdade e à igualdade, não é demais afirmar que a lei penal brasileira acaba determinando a compulsoriedade da gestação[18], algo que somente pode ser imposto

[17] *Comentários à Constituição do Brasil*, p. 149.

[18] Mas não da maternidade, uma vez que não há, no texto legal, assertiva no sentido de que o filho nascido deverá ser criado pela mãe, ante a possibilidade da adoção logo após o nascimento. Obviamente, a entrega de um filho para a adoção não é ato menos traumático e angustiante do que a prática da interrupção voluntária da gestação.

– por razões óbvias – à mulher. Por outro lado, à parte da lei penal, não há no direito brasileiro, na lei civil ou na própria Constituição Federal, qualquer correspondência relativa a esta imposição.

Sob o prisma do princípio da igualdade e seu consectário princípio da não-discriminação, é preciso, ainda, discutir a visão idealizada sobre a maternidade, deveras irreal a todas as mulheres, mas especialmente às vulnerabilizadas, que podem não reunir condições físicas, psíquicas, econômicas ou estruturais para a manutenção de uma gestação ou a criação de um filho.

Nesse sentido, as desigualdades históricas institucionalizadas funcionam também como mote para a rediscussão do modelo brasileiro de criminalização sob o prisma do princípio da igualdade, na medida em que a descriminalização autorizaria a mulher, de todas as classes sociais, cores, raças, credos, a deliberar sobre sua própria vida a partir de fatores múltiplos que a definem enquanto um ser único, destinatário de direitos equitativos.

Há, ainda, a necessidade de reconhecimento do aborto como medida de efetivação da isonomia material, de igualdade entre gêneros, pois é certo que a carga de responsabilidade pela existência de uma gestação é suportada, do ponto de vista existencial, psíquico, físico e muitas vezes materialmente, apenas pelas mulheres, representando a criminalização do aborto evidente mecanismo de discriminação de gênero.

Se, por um lado, a lei civil impõe aos genitores os deveres de prestar alimento e, mais recentemente, o dever de reparação de danos por ausência de suporte afetivo[19], é certo que a lei penal representa assertivamente uma força cogente diferenciada quando o assunto é a decisão da mulher de não querer ser mãe.

A criminalização do aborto no Brasil figura como concretizadora de práticas discriminatórias em duas esferas fundamentais à vida

[19] Nota em razão de jurisprudências recentes que reconhecem o direito de filhos sem suporte afetivo de genitores em se verem indenizados por dano material e moral em decorrência de abandono.

humana: no direito à saúde e no exercício da liberdade, tanto na acepção da autonomia, quanto na própria liberdade concreta de ir e vir.

Se é bem verdade que a gestação é compulsória para toda mulher brasileira ou que se encontra em solo brasileiro, quando não presentes as hipóteses excepcionais do aborto legal, os impactos da ausência de autonomia sobre o próprio corpo possuem consequências ainda mais graves às mulheres em situação especial de vulnerabilidade, geradoras de desequilíbrio no planejamento familiar. A manutenção de uma gestação não desejada, ou inviável sob o ponto de vista socioeconômico, pode representar elemento de desorganização familiar, com consequências a todos os seus membros, já nascidos e destinatários de todas as garantias fundamentais e políticas públicas.

Portanto, a criminalização do aborto é mecanismo de ampliação das desigualdades e discriminações sociais e raciais, na medida em que, por um lado, impede o acesso ao aborto seguro, resultando em danos físicos, psíquicos, morais e mesmo na morte e, de outro, mantém as mulheres mais vulnerabilizadas em posição suscetível às agências de controle formal do Estado em um sistema punitivo sabidamente seletivo.

As mulheres em posição de vulnerabilidade que pretendem o abortamento têm intensificadas suas fragilidades por razões socioeconômicas, porque distantes dos aparatos tecnológicos para a realização do ato de forma segura e com o necessário acolhimento e orientação, expondo-se às práticas violentas e insalubres, danosas à sua saúde física e mental.

Por outro lado, são as mulheres vulnerabilizadas que se arriscam a ficar sujeitas ao controle formal do Estado, concretizado através de uma nova fonte de violação de seus direitos, que é a violação do sigilo profissional, seja do médico, seja do profissional da enfermagem, condutas estas vedadas tanto pelos Códigos de Ética Médica[20], quanto pelo Código Penal, no art. 154, que trata do crime de violação de sigilo profissional.

A outra face deletéria da criminalização se traduz no receio da mulher que aborta em acessar os aparelhos de saúde, resultando em inequívoco agravamento de sua situação de saúde física e psíquica, violando-se a garantia constitucional da proteção à saúde, insculpida no art. 196 da CF (SARCEDO; SANTOS, 2022, p. 170-188).

A criminalização do aborto, portanto, representa uma multiplicidade de violações aos princípios da igualdade e da não-discriminação, nas suas expressões de gênero, cultural e socioeconômica, que findam por expor mulheres, principalmente em condições de vulnerabilidade, à negativa do acesso ao direito à saúde e às instâncias formais de controle estatal.

---

[20] Código de Ética Médica: *Art. 73. Revelar fato de que tenha conhecimento em virtude do exercício de sua profissão, salvo por motivo justo, dever legal ou consentimento, por escrito, do paciente. Parágrafo único. Permanece essa proibição: a) mesmo que o fato seja de conhecimento público ou o paciente tenha falecido; b) quando de seu depoimento como testemunha. Nessa hipótese, o médico comparecerá perante a autoridade e declarará seu impedimento; c) na investigação de suspeita de crime o médico estará impedido de revelar segredo que possa expor o paciente a processo penal.*
Código de Ética dos Profissionais de Enfermagem: *Art. 52. Manter sigilo sobre fato de que tenha conhecimento em razão da atividade profissional, exceto nos casos previstos na legislação ou por determinação judicial, ou com o consentimento escrito da pessoa envolvida ou de seu representante ou responsável legal.*
§ *1º Permanece o dever mesmo quando o fato seja de conhecimento público e em caso de falecimento da pessoa envolvida.*
§ *2º O fato sigiloso deverá ser revelado em situações de ameaça à vida e à dignidade, na defesa própria ou em atividade multiprofissional, quando necessário à prestação da assistência.*
§ *3º O profissional de Enfermagem intimado como testemunha deverá comparecer perante a autoridade e, se for o caso, declarar suas razões éticas para manutenção do sigilo profissional.*
§ *4º É obrigatória a comunicação externa, para os órgãos de responsabilização criminal, independentemente de autorização, de casos de violência contra: crianças e adolescentes; idosos; e pessoas incapacitadas ou sem condições de firmar consentimento.*
§ *5º A comunicação externa para os órgãos de responsabilização criminal em casos de violência doméstica e familiar contra mulher adulta e capaz será devida, independentemente de autorização, em caso de risco à comunidade ou à vítima, a juízo do profissional e com conhecimento prévio da vítima ou do seu responsável.*

2.3 Princípios da liberdade e da autonomia da vontade

Terezinha Inês Teles Pires sustenta a importância da compreensão do direito natural e do liberalismo para uma visão do direito ao aborto como expressão da liberdade reprodutiva da mulher, partindo dos filósofos contratualistas para demonstrar que o exercício das liberdades, demandante da imposição de freios ao absolutismo estatal, necessita de uma reformulação nos termos do *"consentimento político"* (PIRES, 2013, p. 366).

A autora parte do pensamento dos contratualistas para, a seguir, problematizar a questão, ponderando que há determinados temas em que o consentimento coletivo, com seus antagonismos, não deve preponderar aos interesses individuais, mantendo-se suscetíveis à deliberação e ao consentimento individual (PIRES, 2013, p. 366-367).

Nos países que insistem na criminalização do aborto, há uma considerável parte da população – na sua maioria mulheres – que não concordam com a posição institucional, bem demonstrando que o "dever político", que antecede o "dever legal", apresenta-se como ilegítimo para o fim de constranger mulheres ao cumprimento da lei sobre a qual não consentiram, sendo premente uma reformulação no pacto social:

> O poder legislativo não pode ser "arbitrário sobre a vida e os haveres do povo". Além disso, diz Rousseau, o pacto social só é justo quando regula apenas "o interesse comum", não sendo legítimo quando regula uma questão "particular". Nessas questões, os indivíduos conservam sua liberdade, fixando-se aí os limites da soberania estatal. (PIRES, 2013, p. 369)

Nesse sentido, a discussão acerca da criminalização do aborto sob o prisma, também, do direito à liberdade se impõe como um mecanismo de proteção à existência e às concepções de mundo individuais de cada ser.

Se, por um lado, a pessoa humana renuncia a parcela de sua liberdade em prol da melhor realização dos anseios sociais e coletivos, seguindo a tese contratualista, por outro, há temas que não se vinculam ao "interesse comum", mas a interesses pessoais de cada indivíduo.[21]

Obviamente, não são todos os assuntos de natureza privada sobre os quais o Estado não terá ingerência, sendo necessária a manutenção do controle social sobre determinadas condutas como, por exemplo, a tutela das liberdades individuais.

Contudo, o exercício pleno dos direitos sexuais e reprodutivos – não violando a liberdade individual de terceiros – refere-se à própria autodeterminação e existência pessoais, representando, o controle social formal sobre tais liberdades, verdadeira e ilegal ingerência do Estado em matéria que desborda o interesse público, próprio da violação da liberdade enquanto garantia constitucional fundamental.

O Estado, através da atuação das agências de controle formal, tem o dever de prevenir e reprimir a prática de atos atentatórios contra a individualidade humana, não possuindo o mesmo direito de ingerência sobre atos de autodeterminação e liberdade do indivíduo com seu próprio corpo[22].

É certo que o Estado tem o dever de coibir práticas que violem o interesse coletivo, ainda que como expressão de liberdade e autodeterminação. Contudo, o conceito de interesse coletivo deve ser visto sob a perspectiva do direito posto e não de eventual convicção ideológica,

---

[21] *"A liberdade de ação individual, cuja concretização exige a intervenção mínima do Estado é aquela que se direciona à singularidade ' espiritual' , às convicções de cada indivíduo, pelas quais ele pode pautar suas decisões"*. (PIRES, 2013, p. 369)

[22] É inegável que o uso de substâncias proscritas também se insere no mesmo contexto de exercício de liberdade do indivíduo em relação ao próprio corpo.

moral ou religiosa[23], tendo em vista os pressupostos de laicidade e expressão da vontade que fundam nossa base constitucional.

Portanto, para que se garanta vigência ao princípio da liberdade e seu consectário princípio da autonomia da vontade, faz-se necessário o estabelecimento de temas sobre os quais o Estado não deverá intervir, sendo certo que a temática sobre o aborto, apartada das concepções morais e religiosas que lhe são historicamente impostas, insere-se no campo do exercício da garantia constitucional da liberdade, retratada no art. 1º da Constituição Federal.

A descriminalização do aborto como expressão consectária da garantia constitucional da liberdade deve se apoiar na preponderância da liberdade individual em detrimento da liberdade de consciência ou da moralidade política ou coletiva, por se tratar de uma esfera de deliberação interna, sem impacto concreto na coletividade.

Para tal, é certo, como ressaltado e repetido diversas vezes, que a internalização da preponderância da autodeterminação da mulher em relação ao exercício dos direitos reprodutivos requer a adoção de um modelo de transição, não só para a assimilação da sociedade, mas principalmente para que o exercício deste direito se viabilize de forma consciente e virtuosa.

As Nações Unidas, a partir de seu observatório do Conselho Econômico e Social, ao lançar o documento internacional Observação nº 22/2016, expressamente consigna o exercício pleno dos direitos sexuais e reprodutivos e de decisão sobre seu próprio corpo como expressão da garantia da liberdade:

> O direito à saúde sexual e reprodutiva implica um conjunto de liberdades e direitos. Entre as liberdades está o direito de tomar

[23] Nesse sentido, frase emblemática de Terezinha Inês Teles PIRES: *"sim, a rigor o aborto não fere os interesses de terceiros, exceto na esfera de suas crenças pessoais", in A legitimação* do aborto à luz dos pressupostos do estado democrático de direito. *Revista Brasileira de Políticas Públicas*, p. 370.

> decisões e fazer escolhas livres e responsáveis, sem violência, coação ou discriminação, no que diz respeito aos assuntos relativos ao próprio corpo e à saúde sexual e reprodutiva. Entre os direitos, destaca-se o livre acesso a toda uma série de estabelecimentos, bens, serviços e informações relacionados com a saúde, que assegure a todas as pessoas o pleno gozo do direito à saúde sexual e reprodutiva previsto no artigo 12.º do Pacto.[24]

Como bem destacado no texto da Organização das Nações Unidas, as escolhas livres impõem, além da proibição de violências, coações e discriminações, o dever de responsabilidade sobre o portador do direito à liberdade, sendo certo que caberá ao Estado, através da análise racional dos princípios fundamentais em conflito e instrumentalizado pelo princípio da proporcionalidade e da razoabilidade, a criação de um caminho seguro, responsável e ponderado para a solução de tema ainda dotado de grande complexidade.

O princípio da autonomia da vontade, por sua vez, é essencial e consectário do princípio da liberdade, protegido pela dignidade humana (art. 1º, inciso III, da Constituição Federal), conferindo o direito de escolhas existenciais e autodeterminação acerca da própria vida.

---

[24] Tradução Livre.
E prossegue: "*6. A saúde sexual e a saúde reprodutiva são diferentes, embora estejam intimamente relacionadas. A saúde sexual, conforme definida pela Organização Mundial da Saúde (OMS), é ' um estado de bem-estar físico, emocional, mental e social em relação à sexualidade' . A saúde reprodutiva, conforme descrita no Programa de Ação da Conferência Internacional sobre População e Desenvolvimento, refere-se à capacidade de se reproduzir e à liberdade de tomar decisões informadas, livres e responsáveis. Também inclui o acesso a uma variedade de informações, bens, instalações e serviços de saúde reprodutiva que permitem às pessoas tomar decisões informadas, livres e responsáveis sobre seu comportamento reprodutivo.*" *in* ONU, Observación general núm. 22 (2016), relativa al derecho a la salud sexual y reproductiva (artículo 12 del Pacto Internacional de Derechos Económicos, Sociales y Culturales), 02/05/2016, disponível em http://docstore.ohchr.org/SelfServices/FilesHandler.ashx?enc=4slQ6QSmlBEDzFEovLCuW1a0Szab0oXTdImnsJZZVQfQejF41Tob4CvIjeTiAP6sU9x9eXO0nzmOMzdytOOLx1%2BaoaWAKy4%2BuhMA8PLnWFdJ4z4216PjNj67NdUrGT87.

Representa o dever de respeito e proteção pelo Estado e por terceiros em um ambiente de privacidade sobre o qual não se tem ingerência, compreendida a autonomia de poder controlar o próprio corpo.

Dados científicos apontam a viabilidade da vida extrauterina a partir da 22ª semana de gestação, mas com chances reduzidas de sobrevida[25]. Embora não haja um consenso sobre um único marcador, sendo aumentadas as possibilidades de sobrevida entre a 26ª e 28ª semanas de gestação, antes destes marcadores, o feto depende totalmente do corpo da mulher para subsistir e se desenvolver.

Nessa conformidade, à luz do princípio da liberdade e da sua expressão na forma de autonomia, resulta-se que impor a uma mulher a manutenção de uma gestação forçada entre as primeiras semanas da gestação, diante da distância em que o embrião se encontra da efetiva proteção do direito à vida, corresponderia a uma má baliza entre direitos fundamentais em conflito.

O corpo da mulher, em todas as suas acepções, é objeto de expressão de sua autonomia, não sendo seus direitos reprodutivos e mesmo o seu útero bens de interesse público ou coletivo, sobre os quais o Estado deva ou possa intervir.

A criminalização do aborto insere-se em conceitos filosóficos e religiosos sobre o momento do início da vida, em que pese a ciência já apresente espaços de possível consenso sobre a autodeterminação acerca da continuidade de uma gestação, incumbindo hoje ao Estado, através de sua função legislativa, a criação de uma saída racional para uma demanda existencial que cabe a cada indivíduo.

Respeitada a liberdade de crença e ideológica, a descriminalização aponta para a concretização da liberdade individual de cada um, respeitadas suas interseccionalidades, até porque a legalização da

---

[25] *Atenção Técnica para prevenção, avaliação e conduta nos casos de abortamento.* Disponível em https://bvsms.saude.gov.br/bvs/publicacoes/atencao_prevencao_avaliacao_conduta_abortamento_1edrev.pdf, acesso em 21/07/2022.

prática não importa na imposição da realização ao ato, mas de uma postura do Estado de respeito à autodeterminação de cada indivíduo.

Simone Veil define a legalização do ato de abortamento muito mais como expressão de responsabilidade do que de liberdade, uma vez que, embora sendo uma expressão da autonomia da mulher sobre seu próprio corpo, cobra da mulher – e somente dela, no que se refere às consequências internas, psíquicas e físicas – uma alta carga de responsabilidade.

Portanto, a descriminalização do aborto como expressão de proteção ao direito à liberdade impõe, de uma só vez, ao Estado, à sociedade, à família e, principalmente, à mulher que aborta uma carga considerável de responsabilidade, que deverá se ver expresso na lei que concretizará este importante passo na proteção de direitos fundamentais individuais na legislação brasileira.

2.4 Direito à Saúde e ao Planejamento Familiar: Integridade Física e Psíquica – Direitos Sexuais e Reprodutivos

A Constituição Federal garante a proteção da integridade física e psíquica, como corolário do princípio da dignidade da pessoa e garantia fundamental – assim expressamente reconhecida em relação ao cidadão em situação prisional (art. 5º, inciso XLIX), impondo ao Estado e a todos a proteção contra violações.

O direito à saúde, como decorrência do dever de proteção à integridade psicofísica, está consagrado na Constituição Federal, em seu art. 196, como um direito social – de todas as pessoas, sem qualquer distinção – e dever do Estado, garantido de forma universal, desde a prevenção, incluindo o tratamento e visando à recuperação.

O serviço público de atendimento na área da saúde da mulher, sobretudo a saúde reprodutiva, deve, portanto, ser entendido como uma garantia constitucional necessariamente albergada pelo Sistema Único de Saúde (SUS) que, por sua vez, obedece às diretrizes da descentralização[26], regionalização[27] e hierarquização[28].

Em razão do princípio constitucional da não-discriminação, do dever de garantir a integridade física e psíquica e, por fim, do próprio direito social à saúde, é possível concluir-se que os direitos sexuais e reprodutivos das mulheres são fruto de proteções constitucionais ainda negligenciadas pelo Estado brasileiro, que viola sistematicamente um instrumento de vivência existencial mínima ao ser humano do gênero feminino, que é o acesso aos aparelhos públicos de saúde.

Não se pode negar, ainda, que os direitos sexuais e reprodutivos são expressões da garantia fundamental do direito à liberdade e à autonomia, contudo sua alocação como tema imbricado ao sistema de saúde impõe ao Estado, à família e à sociedade a responsabilidade sobre a morbimortalidade das mulheres vulnerabilizadas e estigmatizadas em decorrência da criminalização do aborto.

Como já se disse anteriormente, a criminalização da interrupção voluntária da gestação é causa de uma série de vulnerabilizações da saúde da mulher, seja no plano físico, seja no psíquico.

---

[26] A descentralização garante o atendimento em saúde de forma eficaz, na medida em que dissemina os aparelhos de promoção da saúde.

[27] O critério da regionalização é fundamental em um país continental como o Brasil, na medida em que os aparelhos de saúde serão criados com as especificidades necessárias ao atendimento integral de cada região ou microrregião.

[28] A hierarquização garante que os diferentes graus de complexidade das necessidades em saúde serão atendidos em níveis diferenciados, levando-se em conta a fragilidade dos municípios em relação aos estados e à União, de modo a preservar os aparelhos de saúde existentes nos níveis institucionais e de garantir o atendimento adequado ao grau de complexidade.

Embora intimamente conectadas, a saúde sexual e a saúde reprodutiva têm suas próprias abrangências, devendo ser tratadas como partes integrantes do direito à saúde, mas com suas particularidades.

A Organização Mundial de Saúde define a saúde sexual como sendo "*um estado de bem-estar físico, emocional, mental e social em relação à sexualidade*"[29], estando compreendida enquanto parte da saúde reprodutiva.

A saúde reprodutiva, por sua vez, tem seu conceito mais amplo extraído do Programa de Ação da Conferência Internacional sobre População e Desenvolvimento, segundo o qual:

> A saúde reprodutiva é um estado de completo bem-estar físico, mental e social, em todos os aspectos relacionados com o sistema reprodutivo e as suas funções e processos, e não de mera ausência de doença ou enfermidade. A saúde reprodutiva implica, por conseguinte, que a pessoa possa ter uma vida sexual segura e satisfatória, tendo autonomia para se reproduzir e a liberdade de decidir sobre quando e quantas vezes deve fazê-lo. [30]

Importante destacar que os direitos sexuais das mulheres permanecem sendo tabu em uma sociedade que, afeita a controlar os corpos femininos e a ignorar a existência ou a importância do desejo e da prática sexual pela mulher, não reúne condições técnicas de dialogar sobre o assunto, sendo a sexualidade feminina ainda permeada por preconceitos e estigmas.

Nesse sentido, os direitos reprodutivos têm sido um importante instrumento do feminismo na luta pela observância dos princípios da igualdade e da liberdade no que se refere a este relevante aspecto

---

[29] Organização Mundial da Saúde; tradução realizada por projeto interinstitucional entre Universidade Federal do Rio Grande do Sul, Instituto Federal do Rio Grande do Sul, Universidade Federal do Paraná, coordenadores do projeto: Daniel Canavese de Oliveira e Maurício Polidoro - Porto Alegre: UFRGS, 2020, disponível em https://apps.who.int/iris/bitstream/handle/10665/175556/9786586232363-por.pdf

[30] BRASIL, Ministério da Saúde, Cadernos de Atenção Básica, Saúde Sexual e Saúde reprodutiva, 2013, disponível em https://bvsms.saude.gov.br/bvs/publicacoes/saude_sexual_saude_reprodutiva.pdf, acesso em 19/08/2022.

da vida da mulher e do seu acesso à saúde, uma vez que se vinculam diretamente ao conceito de autonomia da vontade.

Inúmeros são os casos de violação, pelo próprio Estado e sua administração direta e indireta, aos direitos sexuais e reprodutivos das mulheres a que se têm acesso através das mídias. Os casos de crimes sexuais praticados em aparelhos de saúde, a violência obstétrica, a não aplicação dos protocolos relativos ao aborto legal, previsto em nossa legislação penal como verdadeiro mecanismo de garantia da dignidade humana[31].

Não obstante a ocorrência concreta de casos alarmantes de violação aos direitos reprodutivos das mulheres nessas hipóteses, o País já evoluiu, ainda que não suficientemente, na construção de normas, políticas públicas e consequente conscientização para a redução e eliminação dessas práticas danosas.

É com relação ao crime de aborto, sobretudo os previstos em nossa legislação penal nos arts. 124 e 126 do Código Penal, imutáveis desde 1940, que o Brasil se mostra ainda despreparado para desinstitucionalizar a sua ingerência não só sobre os corpos biológicos das mulheres, mas principalmente sobre a sua capacidade de decidir sobre sua saúde e planos de construção de futuro, como expressão concreta do que se conceitua como direito reprodutivo.

A Declaração Universal dos Direitos Humanos (DUDH), de 1948, coroou o princípio da igualdade através da proteção dos direitos humanos a partir de seus recortes de gênero, raça, cor, etnia, geração, entre outras especificidades, como forma de garantir a proteção dos indivíduos em sua subjetividade e generalidade.

Decorreu, dos princípios firmados sobre as transversalidades dos direitos humanos garantidos em 1948, no que se refere à mulher, a Convenção para a Eliminação de Todas as Formas de Discriminação

---

[31] Notícias veiculadas na imprensa: Disponíveis em https://www.em.com.br/app/noticia/nacional/2023/01/16/interna_nacional,1445340/anestesista-e-preso-apos-gravar-estupro-de-pacientes-em-cirurgias-no-rj.shtml, https://www.bbc.com/portuguese/brasil-62130203 e https://exame.com/brasil/como-e-a-legislacao-que-autorizou-o-aborto-em-crianca-vitima-de-estupro/, acessos em 07/02/2023.

Contra a Mulher (1979), que, em relação aos direitos reprodutivos, deu importante passo ao garantir – ainda que não com essa conceituação –, sua proteção como corolário do direito à saúde na interação com a eliminação das desigualdades no trabalho ou emprego:

> Artigo 11.
> 1. Os Estados-Partes adotarão todas as medidas apropriadas para eliminar a discriminação contra a mulher na esfera do emprego a fim de assegurar, em condições de igualdade entre homens e mulheres, os mesmos direitos, em particular:
> f) O direito à proteção da saúde e à segurança nas condições de trabalho, inclusive a salvaguarda da função de reprodução.[32]

A importância da discussão sobre os direitos reprodutivos no Brasil remonta aos anos 1980, quando movimentos feministas reivindicaram a observância do acesso à saúde pelas mulheres em toda a sua complexidade, com atenção especial à saúde sexual e reprodutiva, para além da perspectiva da concepção e contracepção. Um exemplo é o PAISM, Programa de Atenção Integral à Saúde da Mulher, lançado em 1984 como primeiro aparato do Ministério da Saúde voltado à saúde da mulher[33]. Naquele mesmo ano, mulheres retornaram do I Encontro Internacional de Saúde da Mulher, realizado em Amsterdã (CORREA; AVILA, 2003, p. 20), cunhando o termo "direitos reprodutivos" como uma bandeira a ser sustentada perante o Estado Brasileiro.

Nesse mesmo momento histórico, a Organização Mundial de Saúde reconheceu a relevância dos direitos reprodutivos como expressão

[32] Disponível em http://www.planalto.gov.br/ccivil_03/decreto/2002/d4377.htm, acesso em 17/03/2022.

[33] Programa de Assistência Integral à Saúde da Mulher (PAISM) foi criado em 1984 com a proposta de descentralização, hierarquização e regionalização dos serviços, incluindo ações educativas, preventivas, de diagnóstico, tratamento e recuperação. A assistência à mulher em clínica ginecológica, no pré-natal, parto, puerpério, climatério, planejamento familiar, DST, câncer de colo de útero e de mama, além do atendimento a outras necessidades femininas, também fazem parte do PAISM: Disponível em https://www.epsjv.fiocruz.br/noticias/reportagem/politica-de-saude-da-mulher-comemora-25-anos, acesso em 17/03/2022.

da saúde da mulher, o que findou institucionalizado a partir dos anos 1990, no plano internacional, forçado também pela epidemia do vírus HIV, que clarificou a necessidade de debate sobre políticas públicas sobre os direitos sexuais, não só de mulheres, mas, principalmente, da população LGBTQIAP+[34].

Entretanto, o termo foi cunhado institucional e internacionalmente somente em 1994, na Conferência de Cairo (CIPD)[35], cuja declaração internacional denominada "Programa de Ação da Conferência" foi reconhecida pelo Brasil e outros 178 países.

O Programa de Ação da CIPD descreve e reconhece os direitos reprodutivos como parte dos direitos humanos já reconhecidos internacionalmente, definindo-o como:

> (...) direito básico de todo casal e de todo indivíduo de decidir livre e responsavelmente sobre o número, o espaçamento e a oportunidade de seus filhos e de ter a informação e os meios de assim o fazer, e o direito de gozar do mais alto padrão de saúde sexual e de reprodução. Inclui também seu direito de tomar decisões sobre a reprodução, livre de discriminação, coerção ou violência, conforme expresso em documentos sobre direitos humanos.[36]

Na sequência, além de ressalvar os interesses dos filhos atuais e futuros, o dispositivo faz os recortes necessários, sobretudo cultural, de gênero e etário, deixando assente a necessidade de reconhecimento

---

[34] L: Lésbicas, mulheres que sentem atração sexual e afetiva por outras mulheres; G: Gays, homens que sentem atração sexual e afetiva por outros homens; B: Bissexuais, pessoas que sentem atração sexual e afetiva por homens e mulheres; T: Transexuais, pessoas que assumem o gênero oposto ao biológico, em razão de identidade psíquica; Q: Queer, pessoas que não se encaixam à hetero-cis-normatividade; I: Intersexo, pessoas que não se adequam biologicamente à forma binária de nascença; A: Assexual, pessoas que não possuem atração sexual; P: Pansexual, pessoas que desenvolvem atração sexual e afeição por pessoas independentemente de sua identidade de gênero; +, abrange as demais pessoas sob a bandeira e a pluralidade de orientações sexuais e variações de gênero.

[35] Conferência Internacional sobre População e Desenvolvimento, Cairo, Egito, 1994.

[36] Disponível em https://brazil.unfpa.org/sites/default/files/pub-pdf/relatorio-cairo.pdf, pp. 62-63.

dos direitos reprodutivos no plano das desigualdades para garantia da igualdade material[37].

No ano seguinte (1995), a IV Conferência Mundial sobre a Mulher de Pequim reafirma os conceitos obtidos no ano anterior com a CIPD, mas com o recorte específico de gênero, denominada "Ação para a Igualdade, o Desenvolvimento e a Paz".

A Conferência de Pequim avaliou os óbices ao exercício pleno de direitos pelas mulheres, visando ao seu desenvolvimento integral, identificando como temas a serem enfrentados a feminização da pobreza e as desigualdades no acesso à educação e aos serviços de saúde; a violência de gênero, a estereotipia do ser mulher, dentre outros[38].

A importância do dispositivo internacional está, principalmente, vinculada à conceituação de gênero, empoderamento e transversalidade, conceitos hoje fundamentais no que se refere à minimização das desigualdades relativas à mulher, que atravessam sobremaneira os direitos sexuais e reprodutivos, além da controvérsia sobre a criminalização do aborto.

Em relação a esses direitos, destaca-se o reconhecimento de que "*a falta de atenção aos direitos reprodutivos da mulher limita gravemente suas oportunidades de educação e o pleno exercício de seus direitos econômicos e políticos*"[39], ficando aparente que a limitação no exercício dos direitos reprodutivos de maneira informada e plena pelas mulheres é fator de desigualdade de oportunidades e cujo resultado é a discriminação concreta em termos políticos e econômicos.

Em suma, a relevância do reconhecimento do direito sexual e do direito reprodutivo das mulheres sobrepuja o conceito de direito à

---

[37] Disponível em https://brazil.unfpa.org/sites/default/files/pub-pdf/relatorio-cairo.pdf, p. 63.

[38] VIOTTI, Maria Luiza Ribeiro. *Declaração e Plataforma de Ação da IV Conferência Mundial Sobre a Mulher – Pequim, 1995.* ONU, p. 148. Disponível em https://brazil.unfpa.org/sites/default/files/pub-pdf/declaracao_beijing.pdf, acesso em 18/08/2022.

[39] VIOTTI, Maria Luiza Ribeiro. *Declaração e Plataforma de Ação da IV Conferência Mundial Sobre a Mulher © Pequim, 1995.* ONU, p. 148. Disponível em https://brazil.unfpa.org/sites/default/files/pub-pdf/declaracao_beijing.pdf, acesso em 18/08/22, Seção C, Parágrafo 97, p. 179.

saúde, para abarcar, ainda, outros aspectos da sua dignidade humana, atingindo seu meio de sobrevivência, seu direito à educação, ao trabalho e ao exercício de seus direitos políticos.

Embora ambos os documentos internacionais (Cairo e Pequim) sejam compromissos morais do Estado com seu conteúdo, no plano interno, a efetividade das medidas previstas fica prejudicada, pois não possuem o *status* legal dos tratados internacionais, que, pelo menos em tese, obrigam os Estados signatários ao cumprimento dos seus dispositivos.

Nesse sentido, os Comitês de Vigilância de organismos internacionais têm funcionado como observadores importantes, denunciando hipóteses de descumprimento de protocolos. Destaca-se a atuação do CV-CEDAW na América do Sul, que pode ser compreendida como um importante passo para a legalização do aborto em países como a Argentina e o Chile, quando manifestaram suas preocupações acerca da criminalização do aborto nestes países em meados dos anos 2000 (CORREA; AVILA, 2003, p. 23-24).

É nesse contexto histórico que o Comitê de Vigilância da CEDAW lança a Recomendação nº 24 sobre o art. 12, que trata dos direitos da saúde da mulher. O documento, em seu art. 31, alínea c, prevê expressamente:

> 31. Os Estados Partes devem também, em particular:
> c) Dar prioridade à prevenção da gravidez indesejada através de serviços de maternidade segura e assistência pré-natal. Quando possível, a legislação que penaliza o aborto deve ser emendada para remover as disposições punitivas impostas às mulheres que se tenham submetido ao aborto; (...).[40]

---

[40] Recomendação nº 24 do CV-CEDAW, disponível em https://apublica.org/wp-content/uploads/2018/08/CEDAW_RG_24.pdf, acesso em 19/08/2022.

Mais recentemente, o mesmo Comitê lançou a Recomendação Geral nº 33[41], que trata do acesso das mulheres à justiça, na qual recomenda que os Estados signatários deverão revogar[42] a *"criminalização discriminatória"* em relação a crimes que só podem ser praticados por mulheres, citando expressamente o crime de aborto.

O Consenso de Montevidéu sobre População e Desenvolvimento, de 2013, foi um protocolo oriundo da observação de políticas públicas nos países da América Latina, decorrente das recomendações da Conferência do Cairo, no qual se recomenda expressamente a evitação do aborto inseguro e a atenção integral à mulher após o aborto, citando a *"estratégia de redução de risco e danos"*, além de instar os Estados a repensar sua estratégia legal de enfrentamento da interrupção voluntária da gestação.[43]

Por sua vez, o Comitê de Direitos Econômicos, Sociais e Culturais, órgão de observação das Nações Unidas para monitoramento das ações do Conselho Econômico e Social, publicou, em 2016, a Observação Geral nº 22 do Comitê relativa ao direito à saúde sexual e reprodutiva[44], estabelecendo, dentre outras medidas de evitação da morbimortalidade

---

[41] Recomendação Geral nº 33 do CV-CEDAW, 2015, Disponível em https://assets-compromissoeatitude-ipg.sfo2.digitaloceanspaces.com/2016/02/Recomendacao-Geral-n33-Comite-CEDAW.pdf, acesso em 19/08/2022.

[42] 51. L: *Revoguem a criminalização discriminatória, e revisem e monitorem todos os procedimentos penais a fim de assegurar que não discriminem direta ou indiretamente as mulheres; descriminalizem formas de comportamento que não sejam criminalizadas ou punidas tão duramente se realizadas por homens; descriminalizem comportamentos que somente podem ser realizados por mulheres, como o aborto; e atuem com a devida diligência para prevenir e prover reparação aos crimes que afetam desproporcionalmente ou apenas as mulheres, sejam perpetrados por atores estatais ou não estatais.*

[43] *"40. Eliminar as causas preveníveis de morbidade e mortalidade materna, incorporando no conjunto de prestações integrais dos serviços de saúde sexual e saúde reprodutiva medidas para prevenir e evitar o aborto inseguro, que incluam a educação em saúde sexual e saúde reprodutiva, o acesso a métodos contraceptivos modernos e eficazes e o assessoramento e atenção integral frente à gravidez não desejada e não aceita, bem como a atenção integral depois do aborto, quando necessário, com base da estratégia de redução de risco e danos;*
(...)
42. Assegurar, nos casos em que o aborto é legal ou não está penalizado na legislação nacional, a existência de serviços de aborto seguros e de qualidade para as mulheres com gravidez não desejada ou não aceita e instar aos demais Estados a considerar a possibilidade de modificar as leis, normas, estratégias e políticas públicas sobre a interrupção voluntária da gravidez para salvaguardar a vida e a saúde de mulheres e adolescentes, melhorando sua qualidade de vida e diminuindo o número de abortos"

[44] ONU, Recomendação Geral nº 33 do CV-CEDAW, 2015, Disponível em https://assets-compromissoeatitude-ipg.sfo2.digitaloceanspaces.com/2016/02/Recomendacao-Geral-n33-Comite-CEDAW.pdf, acesso em 19/08/2022.

materna, as medidas de prevenção de gestação não programada, e a liberalização de "*leis restritivas ao aborto*", garantindo o "*acesso de mulheres e meninas a serviços de aborto sem risco e, posterior a casos de aborto, assistência de qualidade, especialmente capacitando provedores de serviços de saúde*", como forma de respeitar "*o direito das mulheres em decidir de forma autônoma sobre sua saúde sexual e reprodutiva*"[45].

É importante, ainda, destacar que a ONU, na qualidade de observadora de signatários da Convenção Contra a Tortura e Outros Tratamentos ou Penas Cruéis, Desumanos ou Degradantes, de 1984, da qual o Brasil é signatário desde 1991, tem sustentado que mulheres – notadamente as vulnerabilizadas, a quem os serviços de saúde reprodutiva são negados ou suprimidos – encontram-se em posição análoga às vítimas de tortura[46].

Em que pese a intensa e ativa participação do Brasil na formatação destes e outros documentos internacionais, o país ainda não foi efetivamente capaz de aprimorar sua legislação ou políticas públicas de reconhecimento dos direitos sexuais e reprodutivos pelas mulheres, não só em razão dos preconceitos e estigmas que acompanham o tema, mas também diante da incapacidade da sociedade e dos poderes constituídos de debater o aborto de forma responsável, levando-se em conta a necessidade de foco em uma política de redução de danos voltada à saúde psicofísica das mulheres.

Inclusive, o art. 196 da Constituição Federal trata, explicitamente, da "*redução de riscos de agravo de doenças e de outros agravos*", o que impõe ao Estado brasileiro a análise do direito ao aborto seguro como uma forma de assegurar vigência à garantia fundamental do direito à saúde, levando-se em conta seu caráter universal e igualitário, a partir

---

[45] Recomendação Geral n° 33 do CV-CEDAW, 2015, Disponível em https://assets-compromissoeatitude-ipg.sfo2.digitaloceanspaces.com/2016/02/Recomendacao-Geral-n33-Comite-CEDAW.pdf, acesso em 19/08/2022, p. 02 [tradução livre].

[46] Organização das Nações Unidas. Disponível em https://documents-dds-ny.un.org/doc/UNDOC/GEN/G16/000/98/PDF/G1600098.pdf?OpenElement, acesso em 12/08/2022.

de políticas públicas que sejam capazes de, a partir da observação da realidade da sociedade brasileira em relação ao auto abortamento, produzir ações efetivas de garantia à redução de riscos e danos.

Sob a égide valorativa do art. 196 da Constituição, a Lei nº 8.080/1990, que dispõe sobre a organização do sistema de saúde público e privado, em seu art. 2º e parágrafos, determina que o direito fundamental à saúde é dever do Estado e de toda a sociedade, ressaltando a prevenção de riscos e agravos.[47]

Na mesma linha de compromisso do Estado, que tem o dever de proteger a família, considerada a base da sociedade, insere-se o direito ao planejamento familiar, previsto no art. 226, § 7º, da Constituição Federal, que, embora não elencado entre as garantias fundamentais, é correlato da dignidade da pessoa humana, além de se referir diretamente à autonomia da vontade, liberdade e individualidade.

Maria Celina Bodin de Moraes e Ana Carolina Brochado Teixeira, ao comentar referido dispositivo constitucional, destacam sua relevância e a presença de outros tantos princípios constitucionais decorrentes da sua interpretação:

> Em primeiro lugar e acima de tudo, destina-se a evitar coerentemente com os princípios fundamentais, que possam ser adotadas políticas coercitivas de esterilização, como já se havia proposto no passado. Ignorar a autonomia individual neste particular, mediante práticas forçadas, significaria dar à pessoa humana um tratamento de coisificação, oposto, portanto, ao da dignificação.[48]

---

[47] *"Art. 2º A saúde é um direito fundamental do ser humano, devendo o Estado prover as condições indispensáveis ao seu pleno exercício.*
§ 1º O dever do Estado de garantir a saúde consiste na formulação e execução de políticas econômicas e sociais que visem à redução de riscos de doenças e de outros agravos e no estabelecimento de condições que assegurem acesso universal e igualitário às ações e aos serviços para a sua promoção, proteção e recuperação.
§ 2º O dever do Estado não exclui o das pessoas, da família, das empresas e da sociedade."

[48] CANOTILHO, José J. Gomes; MENDES, Gilmar F.; SARLET, Ingo Wolgang e STRECK, Lenio Luiz (Coordenação Científica), LEONCY, Leo Ferreira (Coordenação executiva). *Comentários à Constituição do Brasil*, p. 2.122.

A compulsoriedade da gestação no Brasil, como decorrência lógica da lei penal proibitiva, pode ser compreendida como antítese da esterilização forçada, sendo certo que, da mesma forma, mediante ingerência indevida do Estado na individualidade e subjetividade humana, atinge a família como um todo.

A proteção constitucional do planejamento familiar visa a, de um lado, obstruir qualquer natureza de ingerência pública ou privada na autodeterminação das famílias[49] e, por outro lado, obriga o Estado brasileiro a fomentar práticas educativas e científicas[50] para seu exercício livre.

Nesse panorama, a criminalização do aborto apresenta-se como inegável consectário de violação do princípio constitucional que atribui ao indivíduo a discricionariedade e a autonomia da vontade em relação ao seu projeto de vida e de futuro, mediante a formação – ou não – da estrutura familiar, de acordo com sua própria capacidade volitiva, cultural e socioeconômica.

É inequívoco que a ausência de planejamento familiar pode resultar em danos socioeconômicos e afetivos à célula familiar como um todo e, consequentemente, à própria sociedade.

Sendo assim, as políticas públicas relativas ao planejamento familiar deverão implicar, sobretudo, na oferta ampla e regionalizada de educação sobre o impacto do nascimento de filhos nas famílias, garantindo-se a escolha livre dos indivíduos e núcleos familiares, de

---

[49] Lei nº 9.263/1996: "*Art. 1º. O planejamento familiar é direito de todo cidadão, observado o disposto nesta Lei.*
Art. 2º. Para fins desta Lei, entende-se planejamento familiar como o conjunto de ações de regulação da fecundidade que garanta direitos iguais de constituição, limitação ou aumento da prole pela mulher, pelo homem ou pelo casal.
Parágrafo único. É proibida a utilização das ações a que se refere o caput para qualquer tipo de controle demográfico."

[50] Lei nº 9.263/1996: "*Art. 5º. É dever do Estado, através do Sistema Único de Saúde, em associação, no que couber, às instâncias componentes do sistema educacional, promover condições e recursos informativos, educacionais, técnicos e científicos que assegurem o livre exercício do planejamento familiar.*"

maneira informada, o que deverá ser obtido por intermédio da oferta de métodos e práticas contraceptivas e também abortivas.

O contexto global do planejamento familiar, como se viu dos tratados internacionais, apesar de se encontrar intimamente vinculado aos direitos reprodutivos, acaba sendo codificado como um direito pertencente aos núcleos familiares e não especificamente à mulher.

O legislador infraconstitucional brasileiro, ao regular o princípio constitucional, mediante a promulgação da Lei nº 9.263/96, exorbitou sua função regulamentar, para praticar indevida ingerência na vida individual, obviamente, das mulheres. Era o que se via da previsão do art. 10, §5º, que exigia o consentimento do cônjuge para a viabilização da esterilização a pedido da mulher. Tal previsão legal, após forte pressão da sociedade civil organizada – leia-se, dos movimentos feministas –, foi expressamente revogada pela Lei nº 14.443/2022[51].

Muito embora o planejamento seja um instrumento de melhoria de condições socioeconômicas e existenciais para a família e a sociedade, a mulher é notadamente a principal impactada pelas consequências danosas da ausência de planejamento familiar ou da ingerência do Estado ou de terceiros na sua liberdade de escolha.

Por um lado, biologicamente, somente o corpo feminino é capaz de gestar o ser humano e, por outro lado, vivemos ainda em uma sociedade construída em paradigma baseado no capitalismo e no androcentrismo que remetem a mulher – enquanto gênero – ao ambiente privado dos cuidados com a prole e a família.

E é exatamente em decorrência dos fatores biológicos e sociais que os direitos sexuais e reprodutivos, além do seu direito ao planejamento familiar informado, devem se dirigir especificamente e ser protegidos em maior amplitude em relação às mulheres, como expressão de política afirmativa que vise à redução das desigualdades de gênero.

---

[51] "Art. 3º. Fica revogado o §5º do art. 10 da Lei nº 9.263, de 12 de janeiro de 1996."

A criminalização do aborto no Brasil, não obstante a participação ativa do País em documentos internacionais que devem permear a leitura e a interpretação das garantias constitucionais vigentes em nossa Constituição Federal, apresenta-se como verdadeiro contrassenso.

Nas palavras do Ministro Luís Roberto Barroso, uma *"imposição heterônoma"*[52] do Estado sobre o corpo da mulher, negando todo um sistema normativo de garantias fundamentais para determinar a manutenção de uma gestação por força da coerção da lei penal.

Como se vê, ao longo do processo histórico, com apoio na Filosofia, na Religião e no Direito, a proibição e posterior criminalização do aborto tem se revelado como mais um instrumento de controle sobre os corpos biológicos femininos. Violam-se princípios fundamentais nascidos no contexto da Revolução Francesa e que evoluíram ao longo dos anos, com a institucionalização das garantias à individualidade, à vida privada, à liberdade e à saúde, como expressões do princípio máximo da dignidade da pessoa humana.

Uma visão que hodiernamente respeite os princípios fundamentais e que, ainda, esteja assentado na laicidade do Estado, impõe uma nova política pública para seu enfrentamento, sob a perspectiva do respeito às garantias constitucionais, com apoio da ciência, abrindo-se espaço para um ambiente de transição, onde o consenso social seja possível, com vistas à efetivação das liberdades individuais das mulheres.

2.5 Proporcionalidade e o paradigmático julgamento do HC 124.306 pelo Supremo Tribunal Federal

Embora tido como tema controverso na doutrina e na jurisprudência, sobretudo em seus aspectos jurídico e conceitual, a

52 BARROSO, Luís Roberto, em voto proferido nos autos do HC 124.306/RJ, que tramitou perante o Supremo Tribunal Federal, 1ª Turma, julgado em 29/11/2016.

proporcionalidade e a razoabilidade, na forma de princípios emanados do texto constitucional, podem ser definidas como "limites do limite"[53].

No direito constitucional brasileiro, o princípio da proporcionalidade é tido como sustentáculo do Estado Democrático de Direito, na medida em que visa evitar desproporções na tutela de direitos que possam entrar em conflito com outros.

Também compreendido como a proibição de excesso na proteção de determinado bem jurídico, a proporcionalidade baliza a harmonia entre princípios, sobretudo quando em aparente conflito, como é a hipótese da incriminação do aborto no qual se visa a proteger a vida em perspectiva em detrimento de outros direitos fundamentais da pessoa que gesta.

A Constituição Federal, em seu art. 5º, *caput*, inaugura o plexo de garantias fundamentais a partir do reconhecimento da inviolabilidade do direito à vida, não estabelecendo o seu marco inicial. Por outro lado, a Convenção Americana de Direitos Humanos, internalizada no sistema legal brasileiro a partir do Decreto nº 678/1992, prevê, em seu art. 4, a proteção da vida desde o momento da concepção, determinando, ainda, que *"ninguém pode ser privado da vida arbitrariamente"*.[54]

A proteção da vida humana na legislação brasileira é, em regra, *principialista*, baseada no valor intrínseco e sagrado que Ronald Dworkin explorou, tendo como sua maior expressão a criminalização do aborto em qualquer idade gestacional do feto.

Contudo, como se viu dos demais direitos fundamentais que se interseccionam e atravessam a temática da proibição do aborto na lei brasileira, a evolução da sociedade, do direito e das instituições

---

[53] SARLET, Ingo Wolfgang. "Notas introdutórias ao sistema constitucional de direitos e deveres fundamentais". In: CANOTILHO, José J. Gomes; MENDES, Gilmar F.; SARLET, Ingo Wolfgang e STRECK, Lenio Luiz (Coordenação Científica), LEONCY, Leo Ferreira (Coordenação executiva): *Comentários à Constituição do Brasil*, p. 202.

[54] Presidência da República, Casa Civil, Subchefia para Assuntos Jurídicos, Decreto nº 678, DE 6 de novembro de 1992. Disponível em http://www.planalto.gov.br/ccivil_03/decreto/d0678.htm, acesso em 29/10/22.

na proteção da individualidade humana em suas múltiplas acepções, impõe ao Estado uma atuação positiva e propositiva com vistas à modernização da lei e à devolutiva adequada aos anseios sociais.

Reside, então, na proporcionalidade, o mecanismo pelo qual o Estado controla os atos do poder público e as relações interpessoais e institucionais, sanando excessos e escassez na proteção de bens juridicamente tutelados.

Para Mariângela Gama de Magalhães Gomes, a proporcionalidade atua "*como critério valorativo constitucional determinante das máximas restrições que podem ser impostas, pelo Estado, na esfera individual dos cidadãos*" (GOMES, 2015, p. 345).

Prossegue a autora sustentando que o critério da proporcionalidade impõe tanto ao legislador quanto ao juiz na interpretação dos dispositivos legais a análise sobre a efetividade da proteção do bem jurídico objeto da norma, se a intervenção do direito penal é razoável, ou seja, se "é a mais branda, dentre as possíveis" e se há adequação – proporcionalidade stricto sensu entre o interesse público e eventual restrição ao direito fundamental em xeque (GOMES, 2015, p. 346).

É sob a égide do princípio da proporcionalidade que a criminalização do aborto se revela desarrazoada, não só em razão da sua inadequação do ponto de vista de violação a direitos fundamentais – como retratado ao longo deste capítulo –, mas também em decorrência das estatísticas apresentadas anteriormente, que comprovam a falência do modelo punitivista para o efeito geral e específico de prevenção do delito, conceituado como idoneidade do direito penal, que se refere "à sua capacidade qualitativa para alcançar o fim normativo" (GOMES, 2015, p. 348 e 350).

Conforme se verá mais adiante na análise da dogmática jurídico-penal e de dados de pesquisas de opinião sobre a criminalização do aborto, a resposta da sociedade brasileira vem se transformando paulatinamente, com expressiva redução do número de indivíduos que concordam com a incriminação, o que também revela a importância da proporcionalidade em sentido amplo.

Neste aspecto, Mariângela Gama de Magalhães Gomes sustenta que a proporcionalidade aplicável ao momento da produção legislativa deve atender, ainda, ao *"consenso social"*, com a importante ressalva:

> Isso não significa que o consenso se autolegitima, ou sanciona a legitimidade da norma; ele ajuda no que diz respeito às escolhas das modalidades de tutelas dos valores a serem protegidos, apresentando-se como um — mas é apenas um entre vários outros — fator contingente, e interpretado seu significado no âmbito de cada específica opção incriminatória. (GOMES, 2003, p. 202).

É bem verdade que o modelo processual-penal aplicável hoje ao crime de aborto, com a promulgação das Leis nº 9.099/1995 e nº 10.259/2001, como se verá mais adiante, findou reduzindo a desproporcionalidade entre a conduta e a punição prevista, sob o ponto de vista da quantidade e qualidade da pena aplicável.

Entretanto, para efeitos de estigma, de marginalização decorrente da prática e, sobretudo, com a finalidade de proteção integral do direito fundamental à saúde, a criminalização se mostra, ainda, desproporcional e desarrazoada.

Para além da criminalização, de atribuição do Poder Legislativo, Mônica de Melo atenta para a postura dos magistrados perante a prática do aborto, sustentando que:

> (...) baseiam suas decisões judiciais em princípios morais e abstratos, que dificilmente refletem as experiências das mulheres, ou assumem premissas intuitivas sem justificá-las, em especial a de supor que a penalização é um método efetivo de proteger a vida por nascer e outras suposições sustentadas em estereótipos

> de gênero que subestimam os efeitos da penalização na vida das mulheres. (MELO, 2018, 144)

Portanto, a violação do princípio da proporcionalidade concretiza-se, também, mediante a aplicação do direito penal ainda vigente às hipóteses fáticas, sem que o Poder Judiciário atente para seu poder-dever com o princípio no ato de julgar.

A afronta à proporcionalidade, como se vê, inicia-se no processo legislativo, concretizando-se junto ao Poder Judiciário, sendo inequívoca a não eficiência da previsão punitiva quanto ao caráter preventivo da norma penal e, ainda, flagrante a violação do preceito "vida" advinda da desconsideração da gestante que aborta como sujeito de direitos e garantias.

Para além da questão relativa à afronta ao princípio, a conformação de um novo tratamento legal – penal e administrativo – sobre o aborto voluntário impõe, ainda, o emprego da proporcionalidade para definição de critérios para a legalização, cotejando a proteção dos direitos da mulher com os do embrião, respeitando-se os dados científicos que informam o direito sobre a proteção da vida humana.

Nesse sentido, quanto mais próximo da viabilidade de vida extrauterina, maior a proteção ao feto e mais necessária a aplicação da proporcionalidade na garantia de direitos fundamentais que protegem a vida em expectativa e a vida da gestante.

É, ainda, sob o prisma da proporcionalidade que se demonstrará, mais a seguir, a incapacidade do direito penal de prevenir a prática delitiva e, por consequência, de proteger o bem jurídico a que se propõe: a vida do embrião/feto.

Em razão do holofote colocado no problema da incriminação do aborto pelos movimentos feministas organizados ou não, o Poder Judiciário tem apresentado algumas – raras – decisões sobre o tema, dentre as quais a que foi proferida nos autos do Habeas Corpus nº

124.306, pelo Supremo Tribunal Federal, em 29/11/2016, relatado pelo Ministro Luís Roberto Barroso. Em referida decisão, há a declaração expressa da inconstitucionalidade incidental do aborto até a 12ª semana com base na violação da proporcionalidade.

Sob o prisma dos valores constitucionalmente protegidos incidentes na temática do aborto e em seu tratamento pela legislação ordinária brasileira, impõe-se a análise de caso paradigmático, em que o Supremo Tribunal Federal concedeu Ordem de *Habeas Corpus* a acusados de prática de aborto, cuja imputação repousou no art. 126 do Código Penal – os pacientes eram supostos proprietários de clínica de aborto –, para afastar a prisão preventiva decretada em Segundo Grau de Jurisdição e mantida pelo Superior Tribunal de Justiça. O fundamento central da decisão foi de que a interrupção voluntária até primeiro trimestre de gestação não configura o tipo penal previsto no art. 124 do Código Penal.

Segundo Terezinha Inês Teles Pires, a transformação do parâmetro da legalidade (juspositivista) em legitimidade (pós-constitucionalismo), centrada nas garantias fundamentais, ampliou a participação das outras esferas institucionais, destacando-se aquelas que exercem função essencial à Justiça (2013, p. 376).

Nesse sentido, destacam-se sobremaneira os posicionamentos do Poder Judiciário, ainda que escassos, como instrumentos do sistema de freios e contrapesos, possibilitando o abrandamento das desigualdades próprias do sistema de vontade majoritária e de exercício indireto do poder, ferramenta vital para a saúde democrática do país.

O controle de constitucionalidade exercido pelo Poder Judiciário, mais especificamente pelo Supremo Tribunal Federal, por imperativo constante do art. 102 da Constituição Federal, representa medida equitativa de mitigação da força avassaladora da democracia calcada no exercício das políticas públicas sob a égide da vontade da maioria, funcionando, dentre outras acepções, como verdadeiro anteparo na proteção de direitos de minorias políticas, sobretudo quando relativos a direitos individuais e relacionados às liberdades civis.

Não obstante a importância do exercício do controle concentrado, através da ação direta de inconstitucionalidade e da sua outra face, a ação declaratória de constitucionalidade, o Supremo Tribunal Federal exerce ainda controle difuso, o qual, apesar de sua ausência de efeito *erga omnes*, tem fundamental relevância política, sobretudo em casos paradigmáticos, na medida em que acena para necessárias transformações que o Poder Legislativo, dentro da bolha majoritária, talvez não tenha o condão de promover.

O Ministro Luís Roberto Barroso, relator designado para o acórdão e prolator do voto vencedor, fundamentou a concessão de ofício do *writ* na declaração de inconstitucionalidade incidental dos arts. 124 e 126 do Código Penal, em razão da violação do princípio da proporcionalidade, diante de um fundamentado conflito entre direitos fundamentais em colisão direta.

O Ministro relator sustenta, em seu voto, que a violação do princípio da proporcionalidade encontra-se presente em seus três subprincípios, quais sejam, adequação, necessidade e proporcionalidade *strictu sensu*.

Segundo Luís Roberto Barroso, a adequação, que expressa a capacidade da norma para atingir o fim alcançado, encontra-se violada na medida em que a criminalização do aborto não tem se mostrado eficiente para coibir a prática do ato, ou seja, não tem sua finalidade de proteção do bem jurídico *"vida do nascituro"* alcançada, não apresentando eficácia para a prevenção da prática do delito[55].

A necessidade, subprincípio que limita o poder do Estado no que se refere ao eventual excesso ou escassez das políticas públicas *lato sensu*, de acordo com referido voto, é afrontada pela criminalização do aborto

[55] BARROSO, Luís Roberto, voto proferido no *Habeas Corpus* de autos nº 124.306, julgado pelo Supremo Tribunal Federal, em 29/11/2016, p. 07.

no primeiro trimestre da gestação. Isto porque, evidentemente, existem meios alternativos de proteção do bem jurídico que não colidem com os direitos opostos – representados pelas diversas garantias fundamentais que atravessam a mulher que intenciona o aborto –, tais como, exemplificativamente, a legalização da prática com *"requisitos procedimentais"* lastreados no princípio da responsabilidade, a criação de ampla rede de apoio à gestante e mãe, com assistência social e acesso às creches e pré-escolas, além de educação sexual e reprodutiva de qualidade.

Por fim, a proporcionalidade *stricto sensu*, ainda de acordo com o paradigmático voto, restaria violada em razão da ausência de compensação, na sua expressão custo-benefício, na violação dos direitos individuais da mulher em confronto com o princípio da proteção da vida do embrião, pois além de medida ineficaz (adequação), impõe custos sociais e públicos elevados, com o aumento do risco de morbimortalidade, estando, portanto, dissociada também do interesse coletivo.

Ao posicionar as garantias individuais violadas pela manutenção da criminalização do aborto, importante reflexão do Ministro Luís Roberto Barroso revela a discrepância do atual tratamento pela nossa legislação e a consagração dos direitos individuais:

> Como pode o Estado — isto é, um delegado de polícia, um promotor de justiça ou um juiz de direito — impor a uma mulher, nas semanas iniciais da gestação, que a leve a termo, como se tratasse de um útero a serviço da sociedade, e não de uma pessoa autônoma, no gozo de plena capacidade de ser, pensar e viver a própria vida?[56]

O Ministro Edson Fachin, aderindo ao voto do relator, na extensão de concessão da ordem de ofício para cassar a decisão de prisão preventiva, ainda que de forma lateral, cita o Papa Francisco em Carta Apostólica

---

[56] BARROSO, Luís Roberto, voto proferido no *Habeas Corpus* n° 124.306, julgado pelo Supremo Tribunal Federal, em 29/11/2016, p. 09.

"Misericordia et Miseria"[57], no qual o Sumo Pontífice assinala a absolvição do pecado do aborto após a confissão[58]. Muito embora votando pela tese da descriminalização do aborto até o final do primeiro trimestre gestacional, o Ministro Edson Fachin deixa assente a presença do forte conteúdo moral e religioso que permeia o tema[59], o qual, ao invés de ser ignorado, precisa ser compreendido, até respeitado, mas afastado em decorrência da opção constituinte pela laicidade do Estado.

A Ministra Rosa Weber, por sua vez, traz argumentação fundada no direito comparado e, especialmente, no Direito Internacional, fazendo apontamentos sobre o entendimento da Corte Interamericana e de Direitos Humanos e da Corte Europeia sobre o caráter não absoluto da proteção do direito à vida do nascituro, revelando-o como um direito *"gradual e incremental"*[60], acompanhando o voto do Ministro Luís Roberto Barroso, vencedor, por maioria.

O efeito prático da referida decisão, de caráter difuso, restringiu-se ao caso concreto e de forma reduzida, voltada à revogação da prisão preventiva, não se estendendo ao mérito da acusação, não obstante seu conteúdo político inestimável.

Em que pese o acórdão sinalizar a descriminalização do aborto como meio de resguardo de garantias constitucionais, é imprescindível

---

[57] *"12. (...) concedo a partir de agora a todos os sacerdotes, em virtude do seu ministério, a faculdade de absolver a todas as pessoas que incorreram no pecado do aborto. Aquilo que eu concedera de forma limitada ao período jubilar fica agora alargado no tempo, não obstante qualquer disposição em contrário. Quero reiterar com todas as minhas forças que o aborto é um grave pecado, porque põe fim a uma vida inocente; mas, com igual força, posso e devo afirmar que não existe algum pecado que a misericórdia de Deus não possa alcançar e destruir, quando encontra um coração arrependido que pede para se reconciliar com o Pai. Portanto, cada sacerdote faça-se guia, apoio e conforto no acompanhamento dos penitentes neste caminho de especial reconciliação."*

[58] FACHIN, Edson, voto proferido no *Habeas Corpus* nº 124.306, julgado pelo Supremo Tribunal Federal, em 29/11/2016, p. 30.

[59] *"E concluo, embora seja apenas uma nota a latere, Senhor Presidente, para registrar que nesta semana, à página 44 da revista Carta Capital, há uma notícia da Carta Apostólica "Misericordia et Misera" do Papa Francisco, onde se acentuou a possibilidade de absolvição sinalizada pelo Pontífice jesuíta, que alcança mulheres e profissionais da saúde que porventura tenham alguma participação na interrupção de uma gravidez após a confissão.*
É apenas uma anotação obviamente a latere, mas, ainda que seja metajurídica e não integre a fundamentação do meu voto, vai ao encontro da dimensão que Vossa Excelência traz. Por isso, peço todas as vênias ao eminente Relator para acompanhar o voto de Vossa Excelência."

[60] HC 124.306, op. cit, página 41.

ressaltar que o Supremo Tribunal Federal, nos autos da ADI nº 3.510, que impugnou o art. 5º da Lei nº 11.105/2005 (Lei de Biossegurança)[61], perdeu a oportunidade de se manifestar, através do Plenário, sobre a visão concepcionalista do bem jurídico "vida", optando por perpassar a questão sob o argumento de que o embrião não alocado no ventre materno não se assemelha àquele que está sendo gestado.

A exemplo de outros precedentes da Suprema Corte[62], o julgamento da Ordem de *Habeas Corpus* nº 124.306, embora discutindo questão processual relativa à decretação de prisão preventiva, mergulha

---

[61] *CONSTITUCIONAL. AÇÃO DIRETA DE INCONSTITUCIONALIDADE. LEI DE BIOSSEGURANÇA. IMPUGNAÇÃO EM BLOCO DO ART. 5º DA LEI Nº 11.105, DE 24 DE MARÇO DE 2005 (LEI DE BIOSSEGURANÇA). PESQUISAS COM CÉLULAS-TRONCO EMBRIONÁRIAS. INEXISTÊNCIA DE VIOLAÇÃO DO DIREITO À VIDA. CONSITUCIONALIDADE DO USO DE CÉLULAS-TRONCO EMBRIONÁRIAS EM PESQUISAS CIENTÍFICAS PARA FINS TERAPÊUTICOS. DESCARACTERIZAÇÃO DO ABORTO. NORMAS CONSTITUCIONAIS CONFORMADORAS DO DIREITO FUNDAMENTAL (...)*
III – A PROTEÇÃO CONSTITUCIONAL DO DIREITO À VIDA E OS DIREITOS INFRACONSTITUCIONAIS DO EMBRIÃO PRÉ-IMPLANTO. O Magno Texto Federal não dispõe sobre o início da vida humana ou o preciso instante em que ela começa. Não faz de todo e qualquer estádio da vida humana um autonomizado bem jurídico, mas da vida que já é própria de uma concreta pessoa, porque nativiva (teoria "natalista", em contraposição às teorias "concepcionista" ou da "personalidade condicional"). E quando se reporta a "direitos da pessoa humana" e até dos "direitos e garantias individuais" como cláusula pétrea está falando de direitos e garantias do indivíduo-pessoa, que se faz destinatário dos direitos fundamentais "à vida, à liberdade, à igualdade, à segurança e à propriedade", entre outros direitos e garantias igualmente distinguidos com o timbre da fundamentalidade (como direito à saúde e ao planejamento familiar). Mutismo constitucional hermeneuticamente significante de transpasse de poder normativo para a legislação ordinária. A potencialidade de algo para se tornar pessoa humana já é meritória o bastante para acobertá-la, infraconstitucionalmente, contra tentativas levianas ou frívolas de obstar sua natural continuidade fisiológica. Mas as três realidades não se confundem: o embrião é o embrião, o feto é o feto e a pessoa humana é a pessoa humana. Donde não existir pessoa humana embrionária, mas embrião de pessoa humana. O embrião referido na Lei de Biossegurança ("in vitro" apenas) não é uma vida a caminho de outra vida virginalmente nova, porquanto lhe faltam possibilidades de ganhar as primeiras terminações nervosas, sem as quais o ser humano não tem factibilidade como projeto de vida autônoma e irrepetível. O Direito infraconstitucional protege por modo variado cada etapa do desenvolvimento biológico do ser humano. Os momentos da vida humana anteriores ao nascimento devem ser objeto de proteção pelo direito comum. O embrião pré-implanto é um bem a ser protegido, mas não uma pessoa no sentido biográfico a que se refere a Constituição. IV - AS PESQUISAS COM CÉLULAS-TRONCO NÃO CARACTERIZAM ABORTO. MATÉRIA ESTRANHA À PRESENTE AÇÃO DIRETA DE INCONSTITUCIONALIDADE. É constitucional a proposição de que toda gestação humana principia com um embrião igualmente humano, claro, mas nem todo embrião humano desencadeia uma gestação igualmente humana, em se tratando de experimento "in vitro". Situação em que deixam de coincidir concepção e nascituro, pelo menos enquanto o ovócito (óvulo já fecundado) não for introduzido no colo do útero feminino. O modo de irromper em laboratório e permanecer confinado "in vitro" é, para o embrião, insuscetível de progressão reprodutiva. Isto sem prejuízo do reconhecimento de que o zigoto assim extra-corporalmente produzido e também extra-corporalmente cultivado e armazenado é entidade embrionária do ser humano. Não, porém, ser humano em estado de embrião. A Lei de Biossegurança não veicula autorização para extirpar do corpo feminino esse ou aquele embrião. Eliminar ou desentranhar esse ou aquele zigoto a caminho do endométrio, ou nele já fixado. Não se cuida de interromper gravidez humana, pois dela aqui não se pode cogitar. A "controvérsia constitucional em exame não guarda qualquer vinculação com o problema do aborto." (Ministro Celso de Mello). (...).

[62] HC 84.025, ADI 3.510 e ADPF 54.

na questão de fundo, o que sequer se fazia necessário para o mesmo deslinde dado à causa de pedir.

Tratou-se de uma clara opção dos Ministros, apontando para uma tendência do Supremo Tribunal Federal no sentido do enfrentamento direto do tema, ainda que mais timidamente do que poderia ser, com uma franca avaliação das graves consequências individuais e sociais da criminalização do aborto.

Considerando-se o necessário instrumento de freios e contrapesos, a relevância do controle de constitucionalidade, ainda que difuso, e a importância do enfrentamento do tema, constata-se a ausência de efeito prático na decisão, mantendo, institucional e juridicamente o *status quo*. Passados pouco mais de seis anos de sua prolação, nada se avançou em termos legislativos e o Poder Judiciário, sobretudo nas instâncias iniciais, tem sido nascedouro de constantes violações ao aborto legal.

Há, em trâmite no Supremo Tribunal Federal, Ação de Arguição de Descumprimento de Preceito Fundamental[63] proposta pelo partido político PSOL no ano de 2017, sob relatoria da Ministra Rosa Weber e cuja ausência de andamento processual bem demonstra a inexistência de consenso sobre o tema, mormente na composição atual da Suprema Corte.

A ADPF indica a violação a princípios e direitos fundamentais previstos na Constituição Federal requerendo a *"não recepção parcial dos art. 124 e 126 do Código Penal"*[64].

É necessária, ainda, uma ponderação sobre os efeitos práticos do julgamento de uma ADI ou ADPF sobre a temática da descriminalização do aborto.

O Caso *Roe x Wade*, ainda que no sistema jurídico do *common law*, ensina como uma questão de fundo altamente controvertida e

---

[63] Autos de nº 442/2017.

[64] BOITEUX, Luciana, GENRO, Luciana, RONDON, Gabriela e GUMIERI, Sinara, subscritoras da petição inicial da ADPF distribuída sob nº 442/2017, que tramita perante o Plenário do Supremo Tribunal Federal, de relatoria da Ministra Rosa Weber.

recheada de conteúdo moral e ideológico deve ser objeto do seguro e aparatoso processo legislativo, através do qual as bancadas de deputados buscam consensos para aprovação das leis.

A declaração de inconstitucionalidade ou a aceitação da arguição de descumprimento de preceito fundamental, caso operadas pelo Supremo Tribunal Federal, não legalizarão a prática do aborto, pois não terão o condão de inserir a interrupção voluntária da gestação como medida de política pública de saúde, com amparo e execução pelo Sistema Único de Saúde, possibilitando a prática segura e garantindo o direito social à saúde da mulher gestante.

A declaração de inconstitucionalidade, é certo, soluciona uma parte do problema, a partir das consequências diretas da criminalização, como a submissão de mulheres às agências de controle estatal, mas as manterá em situação de vulnerabilidade, marginalizadas do sistema único de saúde e, portanto, sem acesso ao aborto seguro.

Mais uma vez, não se descarta a importância política de uma decisão dessa envergadura pela mais alta Corte de Justiça do país, na medida em que se apresenta como forma legítima de salvaguarda de direitos de minorias políticas e estimula a tomada de nova perspectiva pelo Poder Legislativo. E tal manifestação é urgente.

Contudo, deve-se reconhecer a necessidade do respeito às formalidades da divisão dos Poderes constitutivos da República, não em decorrência de critério puramente formal, ressaltada a importância dos controles exercidos pelo Poder Judiciário, mas pela própria natureza e consequência de seus atos, como expressão de determinada política pública vinculadora, que, numa questão complexa como esta, é o mecanismo correto para a melhor solução do atual cenário de criminalização, sob a perspectiva do respeito às garantias fundamentais relativas, precipuamente, ao direito à liberdade e à saúde.

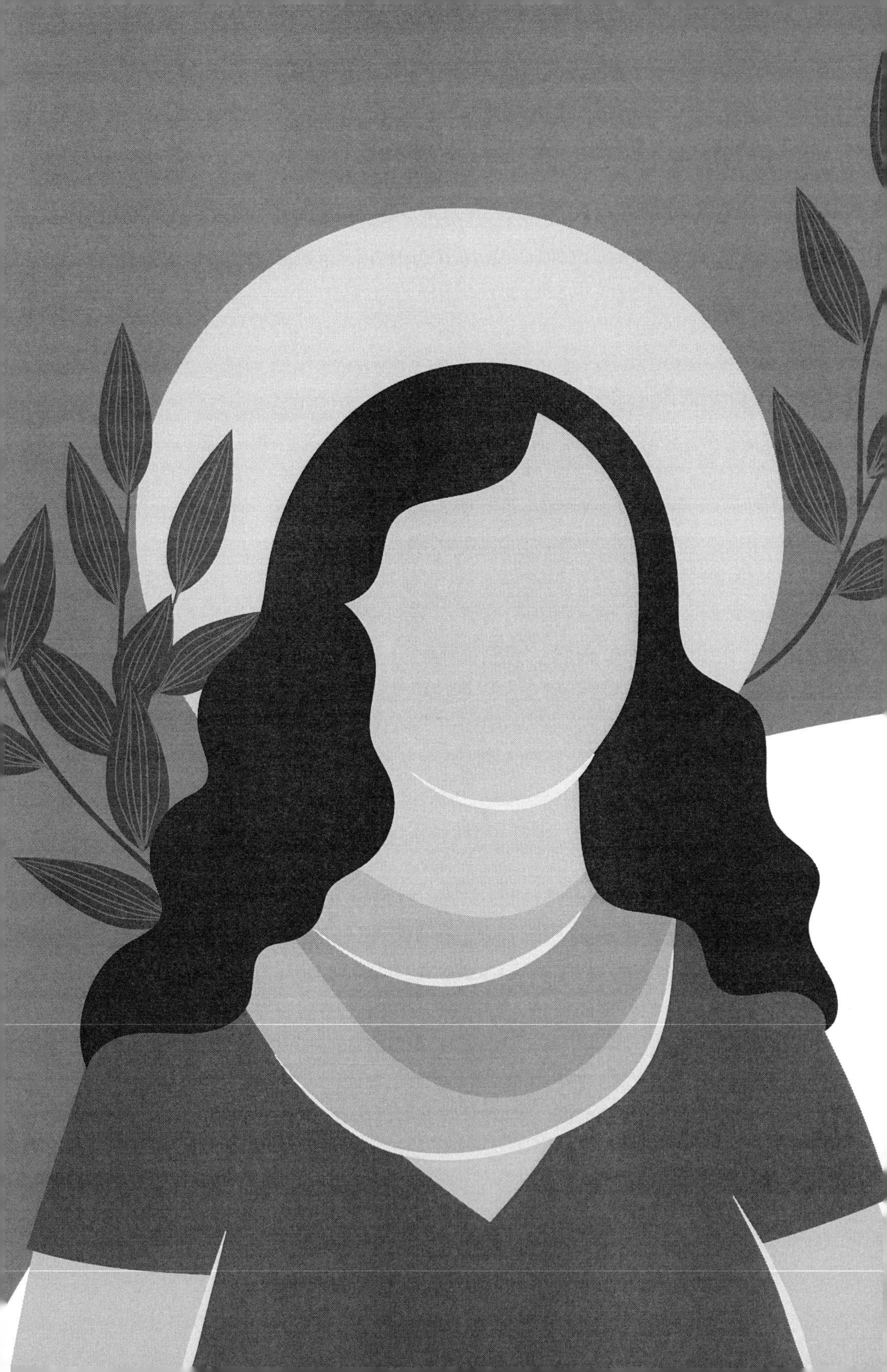

3

Aborto e a Ciência conjunta do Direito Penal

O tema aborto, dadas suas inequívocas interdisciplinaridade e historicidade, é visto como um fenômeno eminentemente social e voltado para a práxis, clamando por uma abordagem criminológica, cuja ênfase perpassa todo este trabalho.

Considerando a finalidade da pesquisa, na busca pela sustentação teórica da possibilidade de descriminalização e consequente legalização do aborto, o ponto fulcral deste objetivo está intimamente relacionado com a ciência conjunta do direito penal (DIAS, 2001, p. 31), propondo, através de uma abordagem criminológica, produzir alteração na dogmática jurídico-penal, por meio de uma nova política criminal, descriminalizante e legitimadora da interrupção voluntária da gestação.

A criminologia, enquanto ciência humana, parte da análise do fenômeno social, em todas as suas frentes e complexidades, para se constituir no "*mais efetivo instrumento de crítica ao mito da neutralidade ideológica do direito penal bem como autoriza a deslegitimação da pena de prisão como instrumento principal de controle social das sociedades periféricas*" (SHECAIRA, 2021, p. 42).

O aborto, como objeto de observação criminológica, pode ser compreendido em função do delito, dos desviantes, da vitimização secundária e terciária e do controle social exercido, em análises interdisciplinares sobre cada um desses elementos.

Em razão da interdisciplinaridade e complexidade do tema, não foi possível chegar até aqui sem tratar da historicidade e das fontes de conhecimento que informam a sociedade contemporânea, como religião e filosofia e o papel representado pelos movimentos feministas na sua evolução.

Assim compreendido, tem-se que é por intermédio da efetiva compreensão tripartida da ciência do direito penal que se encontrará uma saída segura para uma proposta de descriminalização, pois a interrupção voluntária da gestação deve ser compreendida como tema complexo e dialógico, mas que suplica por uma imediata intervenção do Estado.

Se, por um lado, o aborto é uma prática histórica já aceita em algum momento em quase todas as sociedades no passado, e hoje objeto de diferentes tratamentos jurídico-penais pelo mundo, é inegável, por outro, que as descobertas científicas e o acesso universal à informação, à comunicação e à tecnologia impõem ao homem pós-moderno novas realidades e necessidades.

A criminologia busca compreender o delito enquanto problema social, ao passo que o direito penal define crime como uma ação típica, ilícita e culpável e assim o é com o crime de aborto na legislação penal brasileira desde o ano de 1940.

Dados de pesquisa do DATAFOLHA, nos anos de 2018 e 2022, apresentaram tendência importante na compreensão do brasileiro sobre a criminalização do aborto.

De acordo com o instituto, em 2015, 67% dos brasileiros apresentaram-se favoráveis à manutenção da lei como está, ou seja, com a regra da criminalização e excepcionalmente, a permissão nos casos de estupro e risco de morte materna[1]. Em 2018[2], este número caiu para 59%.

A mesma pesquisa apresentou um acréscimo na porcentagem da população que entende que o aborto deveria deixar de ser crime em qualquer caso, de 10% em setembro de 2014 para 14% em 2018[3].

Já no ano de 2022[4], o índice de pessoas que defendem a criminalização em qualquer caso caiu de 41% (dez/2018) para 32% (mai/2022). No mesmo sentido, o índice de pessoas que acreditam que o aborto deveria ser permitido em mais casos sofreu um acréscimo de 16% em dezembro de 2018 para 18% em maio de 2022.[5]

Os dados apresentados, em um curto período de tempo (2015 a 2022), podem ser representativos de uma tendência da sociedade brasileira em sentido mais permissivo, demonstrando também uma evidência de que não há consenso social inequívoco sobre a necessidade da criminalização do aborto e sua consequente sanção penal.

A sociedade contemporânea é necessariamente complexa e conflituosa, diante do forte individualismo e da ausência de sentimento de pertencimento entre os indivíduos que a compõem. A ausência de consenso, principalmente sobre temas polêmicos, é um sinal da pós-modernidade, apontando para a necessidade da democratização das

---

[1] https://www1.folha.uol.com.br/cotidiano/2018/08/maioria-dos-brasileiros-segue-contraria-a-legalizacao-do-aborto-mostra-datafolha.shtml

[2] O instituto ouviu 8.433 pessoas em 313 municípios do país em 20 e 21 de agosto de 2018. A margem de erro do levantamento, é de dois pontos percentuais para mais ou menos.

[3] https://www1.folha.uol.com.br/cotidiano/2018/08/maioria-dos-brasileiros-segue-contraria-a-legalizacao-do-aborto-mostra-datafolha.shtml

[4] O instituto ouviu 2.556 pessoas em 181 municípios do país em 25 e 26 de maio. A margem de erro para o total da amostra é de dois pontos percentuais, para mais ou para menos.

[5] https://g1.globo.com/saude/noticia/2022/06/03/datafolha-cai-de-41percent-para-32percent-parcela-da-populacao-que-quer-proibir-aborto-em-qualquer-caso-no-brasil.ghtml

informações sobre o aborto e do debate amplo e aberto a respeito de uma nova política criminal voltada às mulheres que pretendem abortar.

É importante, nesse contexto, destacar que a descriminalização não imporá o aborto na sociedade brasileira, mas deixará a cargo da mulher a possibilidade de exercer sua autodeterminação.

Compreendendo o crime como problema social, a criminologia fixa pressupostos que devem estar presentes no fenômeno para formular — ou alterar, ou revogar — leis penais: alta incidência de sua ocorrência, que essa incidência seja aflitiva (relevância social), haja persistência espaço-temporal e o consenso inequívoco sobre seu tratamento pelo direito (SHECAIRA, 2021, p. 38).

Poder-se-iam sustentar a alta incidência, levando-se em conta a parcela da população representada pelas mulheres, a relevância social ante o posicionamento firme e feroz dos grupos antiaborto, representados por religiosos e conservadores, e a inequívoca persistência espaço-temporal também.

Contudo, o consenso em torno da criminalização da prática do aborto há muito não se verifica nas sociedades pós-modernas, o que inclui a brasileira.

A descriminalização deveria se inserir no contexto das profundas alterações legislativas empreendidas entre os anos de 2001 e o tempo presente em relação à evolução dos direitos das mulheres na legislação brasileira, sobretudo na lei penal, calcados nos ideais de igualdade, liberdade e na proteção das garantias individuais da Constituição Federal de 1988.

É sob esse aspecto, inclusive, de ausência de consenso inequívoco que fica difícil perquirir sobre a pessoa da delinquente naquilo que é fundamental neste trabalho, o crime de autoaborto. A compreensão da mulher que pratica a interrupção voluntária da gestação como uma infratora, uma delinquente, uma desviante, requer um trabalho cuidadoso e transdisciplinar.

No ano de 1997, a Revista Veja incomodou a sociedade brasileira com uma matéria de capa intitulada *"Eu fiz aborto"*, nela estampando fotos de mulheres de destaque e influenciadoras da sociedade – como a apresentadora Hebe Camargo e a jornalista Marília Gabriela –, e outras anônimas, uma empresária, uma desempregada, uma cantora e atrizes, que teriam praticado o ato[6].

Eis aí um bom demonstrativo das autoras do autoaborto: potencial e efetivamente todas as mulheres, em condições múltiplas de tempo, lugar, classe socioeconômica, cultural, ideológica, racial e de identidade de gênero. Elas são tão múltiplas quanto as mulheres podem ser. E é sobre estas mulheres que o Estado vem direcionando o rigor das sanções penais.

As teorias do delinquente subdividem-se entre psicológica, baseada na sua experiência e na carga inconsciente que o leva para o crime como satisfação de uma necessidade pessoal; e sociológica, que parte das interações sociais para explicar a quebra com o pacto social. Em nenhuma das teorias enquadra-se a mulher que aborta, seja referente à satisfação pessoal com a prática delitiva, seja a vontade deliberada para a quebra do pacto social.

O elemento volitivo que move a mulher a praticar a interrupção voluntária da gestação, sujeitando-se às instâncias policiais e judiciais, vincula-se a um projeto individual de vida, não se relacionando com uma satisfação interna pelo ato de delinquir e, menos ainda, com a necessidade de rompimento com a sociedade. A mulher que aborta não busca o delito, ela somente pretende construir um projeto de futuro próprio, que não engloba o nascimento de um filho naquelas condições determinadas de tempo e espaço.

Portanto, não é viável a identificação de um padrão de identidade ou de comportamento da mulher que pratica a interrupção voluntária

---

[6] REVISTA VEJA, 1997, Disponível em https://veja.abril.com.br/coluna/reveja/8216-eu-era-contra-o-aborto-a-te-que-descobri-que-meu-filho-iria-nascer-muito-doente-8217/, acesso em 08/03/2022.

da gestação, uma vez que a "delinquência", neste caso específico, só pode ser compreendida como um ato de império do Estado, seletivo e discriminatório, na tentativa de controle sobre os direitos reprodutivos da mulher.

Quem aborta não se insere no determinismo social e econômico de Marx, no determinismo biológico ou social dos positivistas, ou no rompimento do pacto-social de Rousseau: a figura da delinquente, neste caso, transcende a própria definição do que é o ser criminoso, impondo a necessidade de rediscussão sobre a finalidade da aplicação da pena privativa de liberdade à hipótese.

O controle social, como elemento de estudo da criminologia, subdivide-se em informal e formal, sendo o primeiro aquele exercido pela comunidade e o segundo como forma de efetivação do poder sancionador estatal (SHECAIRA, 2021, p. 57-65).

Nas democracias contemporâneas, com o avançar do processo de extinção do viver comunitário no qual o controle social era exercido eminentemente pela sociedade civil, o direito penal, contrariando sua inspiração de *ultima ratio*, tem se ocupado do controle social mediante a criminalização de condutas cujo controle social informal mostra-se bastante e efetivo, ante a ausência de lesividade social de tais condutas.

O direito penal ocupa-se ou deveria se ocupar do tratamento aos bens e valores que correspondam a princípios mínimos éticos-sociais, extraindo daí sua característica fragmentária[7].

A tutela jurídico-penal da vida intrauterina, sobretudo no período inicial da gestação, em momento em que o bem jurídico "vida" encontra-se distante de sua viabilização, é integrante desta realidade de violação do direito penal enquanto *ultima ratio*, em afronta ao princípio da fragmentariedade.

---

[7] De acordo com o princípio da fragmentariedade, a tutela penal só se justifica quando controles de outras naturezas não se mostram efetivas na proteção do bem jurídico.

Primeiramente, porque a vida intrauterina, em cotejo com direitos da pessoa que gesta, pressupõe o tratamento de outros direitos fundamentais, notadamente o direito à intimidade, à liberdade, à saúde e ao planejamento familiar, cujas proteções constitucionais conflitam com a preponderância da proteção do feto.

Por outro lado, as funções de retribuição, prevenção e reinserção social atribuídas à aplicação da pena como máxima expressão do controle formal exercido pelas agências estatais não se aperfeiçoam com a manutenção da criminalização do aborto.

O mal causado pelo delito, que poderia ser objeto de retribuição pelo direito penal, tem suas consequências danosas destinadas, principalmente, à pessoa da própria desviante, resultando em clara hipótese de revitimização. A submissão de uma mulher que abortou aos aparatos repressivos estatais é mais uma faceta cruel que a criminalização do autoaborto proporciona às mulheres, não como meio de resposta equivalente à violação do bem jurídico protegido, mas como ato de vingança pela falta de correspondência à resposta que o Estado e parte da sociedade esperam dela.

Os dados históricos e globais, por seu turno, têm demonstrado que o efeito preventivo à prática do autoaborto também não se mostra efetivo, seja no sentido geral, de impor às potenciais desviantes o temor pela prática criminal, seja no especial, no sentido de evitação da reincidência.

Por fim, a mulher que aborta não pode ser compreendida como um indivíduo antissocial ou dissociado da comunidade, até porque o aborto é fenômeno social e a sua prática não transforma uma mulher socializada em delinquente. Não antes do início de atuação das agências de controle, que, como se verá adiante, têm forte influência na reincidência criminal e na quebra com o pacto social.

Claus Roxin (2001, p. 459-474) observa que as sociedades liberais e democráticas tendem a possuir mais criminalidade do que as ditaduras, pela própria característica de exercício das liberdades individuais, ressaltando, contudo, que em estruturas sociais menos focadas no individualismo, o controle social informal tende a minimizar os comportamentos desviantes.

Não obstante a ausência de dissociação da mulher que aborta, a interação social, o vínculo com a sociedade civil em seus diversos prismas – escola, saúde, família, trabalho – apresenta-se suficiente para efetiva proteção do bem jurídico – formal e informal –, restando patente a utilização da mera simbologia para a manutenção da criminalização do autoaborto.

Dentro de uma perspectiva de planejamento familiar e de direito à saúde, o aborto encontra-se circunscrito em matérias cuja influência do controle social informal tem condições de prevenir o comportamento tido como desviante, seja através da força do núcleo familiar, seja a partir da própria administração estatal, por meio de políticas públicas de informação e prevenção.

Contudo, este não é o modelo brasileiro atual.

As agências de controle social do Estado, mediante o exercício do poder coercitivo, apresentam-se eivadas de seletividade e discriminação, resultando no processo de estigmatização que será propriamente abordado mais adiante, dada sua importância para o tema.

É nesse sentido que o tratamento penal do fenômeno do aborto apresenta-se dissociado dos valores sociais, resultando em expressão de arbítrio estatal, de acordo com Sérgio Salomão Shecaira:

> A contradição entre o controle penal absoluto e o direito penal, usado como última instância de controle, é reflexo direto da dualidade existente entre sociedade política e sociedade civil, entre o regime ditatorial e o regime democrático. Pretender utilizar a pena como meio de ordenar condutas dos cidadãos, além do

> mínimo essencial, irremediavelmente levará à arbitrariedade e ao autoritarismo do regime. (SHECAIRA, 2021, p. 65)

Michel Foucault, ao definir grupos ou movimentos que lutam pela descriminalização do aborto, separa os "não-conformistas", que visam a apenas tornar a lei irreal, ou seja, sustentam a mera transgressão legal; daqueles que se definem como "dissidência", que pretendem afrontar a coerção[8].

No Brasil, a divisão se mostra mais vinculada à classe socioeconômica e aos privilégios que desta decorrem. O não-conformismo que encara o autoaborto como objeto de mera transgressão tem atendido a contento as castas mais privilegiadas da sociedade brasileira, uma vez que inatingíveis pelas agências formais de controle estatal e dotadas de acesso ao aparatoso sistema privado de saúde para a realização do ato de abortamento – ainda que ilegal –, com todos os atendimentos visando à segurança física e psíquica da mulher que aborta.

Do outro lado, a dissidência, que cobra dos poderes constituídos a descriminalização da prática, tornando-a segura a todas as mulheres, e principalmente às vulnerabilizadas. Ousa-se sustentar que o país vive um momento político de dissidência ampla e ascendente em relação à criminalização do aborto.

Em pesquisa de opinião sobre religião, aborto, política e sexualidade no Brasil, no ano de 2021, organizada pelo coletivo Católicas para o Direito de Decidir em parceria com o Instituto Ipsos, foi constatado que ampla maioria da população brasileira (85%) afirma que a descriminalização do aborto resultaria na diminuição de mortes por abortos inseguros[9].

---

[8] FOUCAULT, Michel. *A sociedade punitiva. Curso no Collège de France (1972/1973)*, pp. 104/105.

[9] Disponível em https://assets-dossies-ipg-v2.nyc3.digitaloceanspaces.com/sites/3/2022/08/Pesquisa_Religio_Politica_Sexulidade.pdf.

Não obstante os dados estampados na pesquisa, o assunto permanece sendo tabu nas instituições, inclusive entre progressistas, não só em razão da complexidade ideológica e humana do tema, mas também em decorrência da dificuldade dos poderes constituídos no avanço de políticas públicas que visem à redução do controle dos corpos femininos, abrindo mão do exercício do biopoder.

É fato incontroverso na sociedade brasileira, de forma ampla e disseminada, a prática da simples transgressão, na medida em que mulheres, e também os homens, permanecem optando pela interrupção voluntária da gestação, não como um dogma moral, mas enquanto um ato pragmático, dissociado de valores de dissidência.

Em verdade, em que pese a carga de desvalor moral para muitas que optam pela interrupção voluntária da gestação, as consequências de uma gestação indesejada levada a termo se apresentam ainda mais danosas, do ponto de vista existencial, do que os riscos de uma persecução penal.

Pois bem, fosse o desvalor intrínseco da prática abortiva verdadeiramente forte, teria o condão de impedir o ato, obrigando o cidadão (principalmente, as mulheres) a posicionar-se de acordo com a lei, em detrimento da sua própria existência. O desvalor moral do ato não ressoa internamente no indivíduo quando confrontado com seus valores de independência, autodeterminação e liberdade.

Permite-se, assim, a conclusão de que o desvalor do ato está na norma abstratamente considerada e não no indivíduo que de fato praticou seu núcleo típico previsto pelo direito penal.

Contudo, como retratado em todo o trabalho e porque necessária a posição da sociedade enquanto a dissidência tratada por Foucault, é preciso ressaltar que não é sempre que o ato não possui consequências criminais.

A seletividade criminalizante, aplicada no momento da desviação secundária, ocorre quando o indivíduo estereotipado no imaginário social vira sujeito das agências de controle, menos em razão do caráter desviante de sua conduta e mais por preencher o ideário coletivo do que seja um delinquente[10].

A seletividade das agências de controle social pelo Estado está estampada na observação nas dependências prisionais brasileiras: são prevalentemente pobres, negros, periféricos. Não é diferente com as mulheres que praticam o autoaborto.

Enquanto mulheres com privilégios socioeconômicos e culturais praticam o aborto em clínicas clandestinas, contando com todos os aparatos que conduzem o ato com segurança, a parcela desfavorecida da população feminina que aborta corre riscos com práticas inseguras e, em decorrência do necessário atendimento posterior na rede pública de saúde, acaba, ainda, por ficar vulnerável às agências de controle formal, através de denúncias de médicos e enfermeiras que violam os seus códigos de ética, ao quebrar o sigilo da paciente envolvida no atendimento.

Sob este aspecto da clandestinidade, importante ressaltar que a criminalização do aborto atende aos primados do capitalismo patriarcal por um lado e importam em vulnerabilização por outro, conforme tratado por Mariângela Gama de Magalhães Gomes:

> Assim, a própria norma ocasiona um círculo vicioso bastante conhecido: observa-se que a incriminação do aborto não consegue impedir, quantitativamente, a sua prática, mas o fato de existir a proibição impõe, necessariamente, a sua clandestinidade. (GOMES, 2015, p. 353)

Em síntese, para aquelas que reúnem condições de contar com aparatos de segurança, impõe-se a clandestinidade a altos custos, enquanto para as outras, impõe-se a prática insegura e arriscada.

---

[10] ZAFFARONI, E. Raúl; BATISTA, Nilo; ALAGIA, Alejandro; SLOKAR, Alejandro. *Direito Penal Brasileiro I*, p. 47.

Por todas essas razões, o espaço de consenso que deve ser construído para a viabilização de uma proposta de descriminalização e legalização do autoaborto deve, necessariamente, abranger a ciência conjunta do Direito Penal, a partir da análise das infrações penais e suas consequências, dos aspectos criminológicos envolvidos, centrando-se numa nova política criminal, para, com fundamento no princípio da proporcionalidade, buscar dar vigência às demais garantias constitucionais que hoje se encontram em plena e constante violação com a previsão legal de criminalização da interrupção voluntária da gestação.

3.1 Dogmática jurídico-penal: os tipos penais e tratamento processual-penal

O crime, definido como fato típico, antijurídico e culpável, apresenta-se como o mais severo mecanismo de controle social, sobretudo na sociedade de risco, que vive, a partir do assédio midiático sensacionalista, um ambiente de terror para o qual a lei penal tem sido encarado como único meio de salvação e resposta social.

Ao lado dos elementos da tipicidade e da culpabilidade, a antijuridicidade revela a relação de contrariedade do fato humano ou da conduta humana ao Direito, representando uma categoria relevante para a compreensão do porquê da manutenção da criminalização do aborto.

Embora o crime de aborto não se inclua no contexto da sociedade de risco e na sensação de insegurança expressa na manipulação discursiva pela mídia, a antijuridicidade do aborto, por também decorrer de um juízo de valor que atribui ao ato um desvalor moral grave, torna necessária a análise da motivação por trás da criminalização da conduta.

O sistema penal desempenha, por meio das suas agências de controle, mecanismo de reprodução de pretensões sociais que, por sua vez, veem-se pautadas em verdades estruturantes como o capitalismo, o sexismo e o racismo, servindo, ao mesmo tempo, como propulsor e legitimador dessas práticas na nossa sociedade.

E é por meio da lei penal que o sistema funciona para, de um lado, conter a hiperatividade do gênero masculino e, de outro, como mecanismo de controle do gênero feminino, reafirmando papeis sociais e seus decorrentes estereótipos (ANDRADE, 2012, p. 143).

A construção do estereótipo da mulher tem papel duplo, tanto na vitimização, quanto na definição da natureza de crimes que pratica.

Antes da abordagem criminológica, faz-se necessária a reflexão de como a dogmática jurídico-penal tem perpetuado uma compreensão moral-religiosa sobre a interrupção voluntária da gestação, discutindo-se, ainda, o bem juridicamente tutelado pelo crime de aborto, sob uma perspectiva crítica.

Jorge de Figueiredo Dias (p. 2001, 20), ao tratar da ciência conjunta do direito penal, faz importante ressalva sobre a dogmática jurídico-penal: "*para definição de um sistema teleológico-funcional e racional da dogmática jurídico-penal é, como já ficou sugerido, decisivo o estabelecimento das finalidades político-criminais primárias do sistema.*"

Um dos pontos fundamentais na criminalização do aborto reside na sua objetividade jurídica ou, mais especificamente, no bem juridicamente tutelado. Impõe-se perquirir se o crime de aborto tutela a vida ou o direito à vida.

Sob a perspectiva da dogmática jurídico-penal hodierna, a norma que proíbe o aborto mostra-se alinhada à proteção da vida enquanto valor sagrado, uma vez que não faz distinção à idade gestacional, conferindo ao zigoto a mesma relevância jurídico-penal atribuída ao feto com 37 semanas de gestação, o denominado "bebê a termo".

De início, importante destacar que, apesar dos mais de oitenta anos da previsão da infração penal do aborto, além de não operada a descriminalização, não houve qualquer alteração no que diz respeito a eventual qualificadora ou privilégio em relação à prática em diferentes idades gestacionais, o que reforça a proteção do valor sagrado da vida, na medida em que é inegável toda a transformação sofrida pela sociedade brasileira neste largo período.

O Código Civil brasileiro, ao prever a proteção do nascituro, estabelece, em seu art. 2º, que "a pers*onalidade civil da pessoa começa do nascimento com vida; mas a lei põe a salvo, desde a concepção, os direitos do nascituro*", repetindo a visão concepcionalista nos arts. 1.609, parágrafo único e 1.798[11].

De mesma sorte, o Código Penal vigente, segundo interpretação atual, criminaliza a interrupção voluntária da gestação desde a concepção, como se viu anteriormente neste trabalho.

A visão sobre a proteção do nascituro enquanto sujeito de direitos decorre da visão positivista da lei brasileira – em sua expressão civil e penal –, admitindo-se a proteção de forma objetiva, ou seja, não rejeitando a interação entre os valores sociais, morais e políticos.

A percepção da proteção do nascituro sob a perspectiva da sacralidade da vida é principiológica, admitindo, portanto, a compreensão do direito enquanto fenômeno histórico e social, passível, como consequência, de uma interação política.

Muito embora a lei penal brasileira tenha se mantido praticamente imutável ao longo do tempo, algumas alterações prévias ao Código Penal vigente de 1940 bem demonstram a inspiração principiológica da proibição, admitindo, por outro lado, sua compreensão como fenômeno social e mutável.

O Código Criminal do Império, de 1830, curiosamente, não criminalizava o autoaborto, ou seja, somente descrevia como conduta típica

---

11 *Art. 1.609. O reconhecimento dos filhos havidos fora do casamento é irrevogável e será feito: (...) Parágrafo único. O reconhecimento pode preceder o nascimento do filho ou ser posterior ao seu falecimento, se ele deixar descendentes.*
Art. 1.798. Legitimam-se a suceder as pessoas nascidas ou já concebidas no momento da abertura da sucessão.

o ato de terceiro provocar na mulher, com ou sem seu consentimento, o aborto[12]. Punia, ainda, segundo Cezar Roberto Bitencourt, o fornecimento de produto abortivo, ainda que não utilizado, em hipótese de crime de perigo abstrato, criminalizando-se, portanto, os "*atos preparatórios*" (2019, p. 250).

Já o Código Penal de 1890 passou a criminalizar o autoaborto, diferenciando as modalidades com ou sem expulsão do feto e implicando considerável aumento de pena na segunda hipótese. Ainda, agravaram-se consideravelmente as penas aplicadas ao aborto por terceiros, com importante agravamento da pena na hipótese de morte da mulher para até 24 (vinte e quatro) anos de "prisão cellular"[13].

Dentro de uma concepção de proteção à honra da família e dos "bons costumes", previa-se especial causa de redução de pena para o autoaborto provocado com a finalidade de "*oculltar a deshonra própria*"[14]. Importante pontuar que a "*desonra própria*" prevista no tipo

---

[12] "*Art. 199. Occasionar aborto por qualquer meio empregado interior, ou exteriormente com consentimento da mulher pejada.*
Penas - de prisão com trabalho por um a cinco annos.
Se este crime fôr commettido sem consentimento da mulher pejada.
Penas - dobradas.
Art. 200. Fornecer com conhecimento de causa drogas, ou quaesquer meios para produzir o aborto, ainda que este se não verifique.
Penas - de prisão com trabalho por dous a seis annos.
Se este crime fôr commettido por medico, boticario, cirurgião, ou praticante de taes artes.
Penas - dobradas."

[13] "*CAPITULO IV - DO ABÔRTO*
Art. 300. Provocar abôrto, haja ou não a expulsão do fructo da concepção:
No primeiro caso: - pena de prisão cellular por dous a seis annos.
No segundo caso: - pena de prisão cellular por seis mezes a um anno.
§1° Si em consequencia do abôrto, ou dos meios empregados para provoca-lo, seguir-se a morte da mulher:
Pena - de prisão cellular de seis a vinte e quatro annos.
§2° Si o abôrto for provocado por medico, ou parteira legalmente habilitada para o exercicio da medicina:
Pena - a mesma precedentemente estabelecida, e a de privação do exercicio da profissão por tempo igual ao da condemnação.
Art. 301. Provocar abôrto com annuencia e accordo da gestante:
Pena - de prissão cellular por um a cinco annos.
Paragrapho unico. Em igual pena incorrerá a gestante que conseguir abortar voluntariamente, empregado para esse fim os meios; e com reducção da terça parte, si o crime for commettido para occultar a deshonra propria.
Art. 302. Si o medico, ou parteira, praticando o abôrto legal, ou abôrto necessario, para salvar a gestante de morte inevitavel, occasionar-lhe a morte por impericia ou negligencia:
Pena - de prisão cellular por dous mezes a dous annos, e privação do exercicio da profisão por igual tempo ao da condemnação."

[14] Decreto n° 847 de 11 de outubro de 1890, Código Penal dos Estados Unidos do Brazil.

penal do primeiro Código Penal da República, em verdade, protege a honra da família e não da mulher.

Contextualizando a causa de diminuição de pena com outra previsão legal que se refere aos direitos reprodutivos da mulher, o estupro somente era punível a título de violência física ou limitação ao direito de manifestar autonomia de vontade. Nesta hipótese, o bem jurídico tutelado fica expressamente anunciado no título VIII: *"Dos crimes contra a segurança da honra e da honestidade das famílias e do ultraje público ao pudor"*[15], relembrando que, até 2009, o crime de estupro esteve inserido no capítulo dos *"crimes contra os costumes"*.

A objetividade jurídica do crime de aborto é ponto controvertido, podendo ser visto sob diferentes prismas sob os olhos do direito penal contemporâneo.

Uma visão calcada na sua criminalização, corresponde à definição trazida por Nélson Hungria, circunscrevendo o bem jurídico tutelado como parte da subclasse dos crimes contra a vida, pertencente à classe dos crimes contra a pessoa, para afirmar que não se pode compreender o feto, senão como uma *spes personae*[16], cujos direitos são reconhecidos no Código Civil, desde 1916 (HUNGRIA, 1979, 285-286).

Verifica-se, dessa menção, a insistência e certa imprecisão na intenção de inserir o feto como na qualidade de pessoa. De um lado, uma expectativa de pessoa não pode ser confundida com uma pessoa nascida, pelo simples fato de que expectativas acabam por não se concretizar.

---

[15] *"Art. 268. Estuprar mulher virgem ou não, mas honesta:*
Pena - de prisão cellular por um a seis annos.
§1º Si a estuprada for mulher publica ou prostituta:
Pena - de prisão cellular por seis mezes a dous annos.
§2º Si o crime for praticado com o concurso de duas ou mais pessoas, a pena será augmentada da quarta parte.
Art. 269. Chama-se estupro o acto pelo qual o homem abusa com violencia de uma mulher, seja virgem ou não.
Por violencia entende-se não só o emprego da força physica, como o de meios que privarem a mulher de suas faculdades psychicas, e assim da possibilidade de resistir e defender-se, como sejam o hypnotismo, o chloroformio, o ether, e em geral os anesthesicos e narcoticos."

[16] Expectativa de pessoa.

Há, ainda, uma necessidade premente de, através da medicina, atribuírem-se definições diversas para momentos diversos da gestação. Não se pode equiparar a expectativa ou potencialidade de vida de um embrião de duas semanas a um feto de trinta e seis semanas, não só em razão da possibilidade de vida extrauterina, mas também em decorrência da inevitável proximidade temporal entre a expectativa e a realização. Dentro desta linha de raciocínio, sequer questões fisiológicas sobre a existência de vida no feto interessam ao Direito, sendo assunto para médicos, deixando bastante exposta a fragilidade de sua identificação com o valor jurídico vida.

Não havendo, portanto, no Direito Penal brasileiro, o enfrentamento das diferenças entre expectativa e vida, entre gestações embrionárias e de fetos compatíveis com a vida, pode-se, de um ponto de vista crítico, afirmar que a objetividade jurídica do crime de aborto é, em verdade, o controle sobre os direitos reprodutivos da mulher, como exercício de biopoder (FOUCAULT, 2002, p. 287).

O assunto não passou despercebido por doutrinadores contemporâneos, destacando-se o posicionamento ponderado de Cezar Roberto Bitencourt, que, reconhecendo o bem juridicamente tutelado como sendo *"a vida do ser humano em formação"*, ressalta:

> O bem jurídico protegido é a vida do ser humano em formação, embora, rigorosamente falando, não se trate de crime contra a pessoa. O produto da concepção — feto ou embrião — não é pessoa, embora tampouco seja mera esperança de vida ou simples parte do organismo materno, como alguns doutrinadores sustentam, pois tem vida própria e recebe tratamento autônomo da ordem jurídica. (...) [17]

---

[17] *Tratado de Direito Penal*, Vol. 2, p. 251.

A verdade é que o exercício do controle dos corpos femininos e de seus direitos reprodutivos, por meio do exercício político de biopoder, sustentado, ainda, por dogmas religiosos e posicionamentos ideológicos extremados, que decorrem da sociedade capitalista e patriarcal, ainda não foram superados no enfrentamento do aborto enquanto fenômeno.

Não se pretende negar ao feto direitos que o Código Civil já estabelece e tampouco direitos da personalidade, mesmo que em expectativa. Contudo, o Código Penal de 1940 não caminhou no sentido da evolução da medicina e das discussões mundo afora sobre os danos causados pela criminalização do aborto, resultando na concretização de um direito penal excessivo e afastado de sua função de reprodução dos anseios da sociedade.

Exatamente sob a perspectiva da objetividade jurídica do crime de aborto é que se proporá, mais adiante, uma nova política criminal, mediante o escalonamento dos estágios do feto, com base em critério científicos, biológicos e médicos, para a sua compreensão enquanto *vida, expectativa de vida* e *possuidor de direitos de personalidade*.

O atual Código Penal, em sua exposição de motivos da reforma de 1984, apresenta interessante ressalva da Comissão instituída pelo então Ministro da Justiça Ibrahim Abi-Ackel para o projeto de reforma, que, contudo, não resultou na alteração da previsão do crime de aborto, que se mantém até hoje inalterada.

> Deliberamos remeter a fase posterior a reforma da Parte Especial do Código, quando serão debatidas questões polêmicas, algumas de natureza moral e religiosa. Muitas das concepções que modelaram o elenco de delitos modificaram-se ao longo do tempo, alterando os padrões de conduta, o que importará em possível descriminalização.[18]

---

[18] BRASIL, Código Penal. Disponível em https://www.planalto.gov.br/ccivil_03/decreto-lei/del2848compilado.htm, acesso em 17/02/2023.

Fato é que, da forma como tratados desde 1940, não há qualquer alteração no tratamento dos crimes de aborto, previstos nos arts. 124 a 128, no Título I, Dos Crimes contra a Pessoa, Capítulo I, Dos Crimes contra a Vida, os quais se procedem perante o Tribunal do Júri, conforme mandamento constitucional previsto no art. 5º, inciso XXXVIII, da Constituição Federal.

A exposição de motivos do Código Penal de 1940, prescreve em seu item 41:

> Mantém o projeto a incriminação do aborto, mas declara penalmente lícito, quando praticado por médico habilitado, o aborto necessário, ou em caso de prenhez resultante de estupro. Militam em favor da exceção razões de ordem social e individual, a que o legislador penal não pode deixar de atender.[19]

Interessante a fixação do legislador de 1940, no sentido da relevância social do tema das exceções do art. 128 do Código Penal, notadamente em relação ao aborto humanitário[20], em momento no qual o crime de estupro tinha como objetividade jurídica *"os costumes"*.

É importante destacar que a excludente de ilicitude decorrente do estupro, ou seja, a possibilidade do aborto legal quando a gravidez é consequência do estupro, menos que uma proteção à dignidade da mulher, como pode soar de seu nomen iuris, apresenta-se, quando contextualizado, como instrumento de proteção da unidade familiar e dos direitos sucessórios.

Um dos principais membros do Anteprojeto do Código Penal de 1940, Nelson Hungria, ao tratar do crime de aborto em sua obra

---

[19] Código Penal, op. cit.

[20] Adota-se o termo humanitário em lugar do "sentimental" para o afastamento da ideia de que a licitude do aborto em caso de estupro decorre de valor sentimental, alocando o tema como resultado de proteção à dignidade humana de mulheres e meninas.

Comentários ao Código Penal, deixa bastante clara a inclinação do texto de 1940, ao condenar o que chama de *"feminismo exasperado"*, definindo-o como *"fenômeno de patologia social"*, afirmando que o *"direito ao aborto livre, por parte da mãe, colidiria com o inegável direito à prole por parte do pai, como, aliás, já reconhecia o direito romano"*.[21]

Ausente qualquer evolução despenalizadora do aborto ao longo das décadas, em verdade, o texto de 1940, que contemplava a não-punibilidade do crime em caso de estupro – aborto humanitário –, foi objeto de discussões acaloradas e de tentativa de implementação de retrocesso na década de 1970, em momento histórico no qual alguns países do mundo, como França e Estados Unidos da América do Norte, discutiam a descriminalização e legalização da prática.

Segundo Mariana Garcia e Marcelo Mayora, o "Anteprojeto Hungria", apresentado em 1963, previa a exigência de sentença penal condenatória sobre o crime de estupro para a viabilidade do aborto humanitário, medida criticada veementemente por Heleno Cláudio Fragoso e que, de acordo com o texto final do Código Penal de 1969, findou acatada[22].

A tentativa legislativa de exigir decisão judicial para caracterização do aborto legal claramente visava à inviabilização do abortamento, uma vez que uma sentença condenatória com trânsito em julgado dificilmente seria proferida em prazo adequado para a realização de um aborto seguro, mas também deixava assente a desconfiança lançada sobre as mulheres que pretendiam abortar, sendo Aníbal Bruno e José Frederico Marques expressos neste sentido. (HUNGRIA, 1979, p. 10)

Nesse cenário que, em 1973, o projeto de lei para alteração do Código Penal de 1969 é apresentado sem a causa de exclusão de ilicitude, ou

---

[21] Idem, pp. 275 a 277.

[22] GARCIA, Mariana e MAYORA, Marcelo. Histórias da Legislação Penal Brasileira: o aborto em casos de gravidez resultante de estupro. *Boletim do IBCCrim*, ano 30, n° 358, setembro de 2022.

seja, tornando típico o aborto mesmo que a gravidez decorresse de estupro (HUNGRIA, 1979, p. 11). Entretanto, o Código Penal de 1973, após ter sua vigência adiada, jamais entrou em vigor.

Neste momento histórico de tentativas de retrocesso na lei penal – já bastante drástica –, Heleno Cláudio Fragoso apresentou-se como importante anteparo, lançando uma reflexão que se faz atual, diante da impossibilidade do legislador brasileiro – como representante da sociedade – em evoluir na compreensão do tema e no seu enfrentamento:

> Todos sabem que o abôrto criminoso é praticado livremente, conduzindo a incriminação do fato à proliferação de abortantes sem qualificação médica e à realização de abortos por métodos primitivos e extremamente perigosos. Existe nítida consciência da necessidade de mais ampla permissão legal para a interrupção da gravidez por indicação social. É inegável que há, na vida da mulher, situações em que o aborto é o único caminho que lhe impõe a honra, a estima no corpo social, a tranqüilidade, a paz e o bem-estar da prole numerosa ou da família arruinada pela perda ou invalidez do chefe. Com ou sem lei penal êsses casos conduzirão sempre ao abôrto. A ameaça penal não funciona e é afrontada com maior tranqüilidade inclusive por pessoas de alta posição social, no momento em que precisam livrar a filha, a mulher ou a amante da gravidez ilegítima e intolerável. Não será o momento de dar seriedade à lei penal nessa matéria? (FRAGOSO, 1964, p. 94).[23]

A reforma de 1984, por sua vez, deixou de abordar o tema, mantendo tratamento criminalizador idêntico ao modelo anterior, não obstante

---

[23] HUNGRIA *Comentários ao Código Penal*, p. 11.

a ampla modernização trazida à parte geral, já com as aspirações democratizantes do que viria a ser a Constituição Federal de 1988.

Mesmo produzindo alterações drásticas na Parte Geral, sobretudo no que diz respeito ao cumprimento de penas, com a criação de alternativas humanizantes às então determinantes e definitivas penas privativas de liberdade, pouquíssimo alteraram o enfrentamento judicial da questão ante a vedação de aplicação da medida de desencarceramento aos crimes praticados com violência contra a pessoa (art. 44, inciso I, do Código Penal).

E, assim, o crime de aborto vê-se tipificado em um dispositivo legal inalterado desde 1940, há mais de 80 anos, não obstante as modificações legislativas já produzidas no Código Penal e nas leis especiais quando tratam especificamente da proteção de direitos das mulheres, como vimos ao tratar dos resultados positivos das pressões exercidas pelo movimento feminista no Brasil e no mundo.

Ainda que de forma conservadora, Cezar Roberto Bitencourt ressalta a transformação dos valores sociais e, mais que isso, *"os avanços científicos e tecnológicos"* que revolucionaram a medicina de 1940 para cá, sustentando como *defensável* a proposta de alteração do Código Penal quando amplia o conceito de aborto terapêutico[24] para casos de gravidade patente em que o feto se revele incompatível com a vida[25].

Importante mais uma vez destacar que este trabalho está focado no tratamento penal do crime de autoaborto, previsto no art. 124 do Código Penal, e, por consequência lógica de um objetivo descriminalizante, no aborto provocado por terceiro, com o consentimento da mulher, previsto no art. 126.

---

[24] O autor utiliza os termos "aborto eugênico" e "piedoso". Contudo, o termo apropriado, tendo em vista o caráter desumano da eugenia, seria aborto terapêutico, já que a conduta não poderia resultar de ato de eugenia, mas decorre da impossibilidade de vida do feto extrauterinamente.

[25] BITENCOURT, Cezar Roberto. *Tratado de Direito Penal*, Vol. 2, p. 250.

A previsão do art. 128 do Código Penal, por sua vez, trata do aborto impunível, também chamado de aborto terapêutico, em caso de risco de morte para a gestante (inciso I) e humanitário, quando decorrente de estupro (inciso II).

Necessário acrescer-se a previsão legal o aborto de fetos anencefálicos, que se deu não em decorrência de alteração legislativa, mas de julgamento proferido pelo Supremo Tribunal Federal na ADPF nº 54, que reconhece o direito à realização da prática abortiva ante a incompatibilidade do feto com a vida, uma vez que não possui formação cerebral completa e cujo destino será necessariamente a morte, no útero ou pouco depois do parto, reconhecendo-se a excludente supra legal de antijuridicidade, consistente na inexigibilidade de conduta diversa.

O aborto impunível de fetos anencefálicos traz um dado relevante na compreensão da vida fetal: a maioria dos Ministros do Supremo Tribunal Federal entendeu que o fato é atípico em decorrência da inexistência de vida cerebral nos fetos atingidos pela má-formação. Neste contexto, alguns ministros argumentaram, em seus votos, que a anencefalia corresponde à morte encefálica, que, definida no art. 3º da Lei nº 9.434/1997, que possibilita a retirada de órgãos, tecidos e partes do corpo humano, em razão da compreensão de que se trata de momento *post mortem*.

Para aquilo que importa para este trabalho e a análise do enfrentamento histórico e atual, verifica-se que o relevantíssimo avanço decorrente do julgamento da ADPF nº 54, pelo Supremo Tribunal Federal, foi reconhecer o conflito entre valores constitucionalmente protegidos quando há uma mulher que pretende abortar de um lado e um feto destinatário de direitos do outro. A decisão da Suprema Corte, majoritariamente, foi no sentido de prestigiar a autodeterminação da gestante, nestes casos específicos.

O Anteprojeto de alteração ao Código Penal, Projeto de Lei do Senado nº 236/2012 (PL 236/12), em tramitação, traz alterações relevantes ao contexto de punição do crime de aborto, mas, evidentemente, ao não deslocar seu foco para as políticas públicas em saúde, mantendo-o como assunto de segurança pública, pouco colabora com a melhoria da situação das mulheres que gestam[26].

No que se refere ao autoaborto, o PL 236/12 desloca o tipo penal do art. 124 para o art. 125 em razão da inclusão da incriminação da "eutanásia" e propõe reduzir a pena aplicável para 6 meses a 2 anos[27], ou seja, insere-o no âmbito de aplicação da medida despenalizadora da transação penal, com a identificação da infração penal como de menor potencial ofensivo, a teor do art. 72 da Lei nº 9.099/1995.

O reconhecimento da ausência de lesividade da conduta ou da sua potencialidade lesiva diminuta impõe a reflexão sobre a manutenção da criminalização como mero instrumento do Direito Penal simbólico, voltado a tão somente satisfazer uma sociedade de risco sustentada e amplificada pela mídia sensacionalista e "do terror".

O aborto consensual provocado por terceiro, dentre os quais se insere a atuação do médico, sofre redução na pena máxima cominada, de 4 para 2 anos, inserindo-se, igualmente, no contexto de crime de menor potencial ofensivo[28], mantendo-se, por outro lado, a pena máxima ao crime provocado sem o consentimento da gestante (10 anos), com aumento da pena mínima de 3 para 4 anos[29].

---

[26] SENADO FEDERAL. https://www25.senado.leg.br/web/atividade/materias/-/materia/106404, acesso em 15/10/2022.

[27] Ob. cit.: *Aborto provocado pela gestante ou com seu consentimento*
Art. 125. Provocar aborto em si mesma ou consentir que outrem lhe provoque:
Pena – prisão, de seis meses a dois anos.

[28] *Art. 126. Provocar aborto com o consentimento da gestante:Pena – prisão, de seis meses a dois anos.*

[29] *Aborto provocado por terceiro*
Art. 127. Provocar aborto sem o consentimento da gestante:
Pena – prisão, de quatro a dez anos.
§1º Aumenta-se a pena de um a dois terços se, em consequência do aborto ou da tentativa de aborto, resultar má formação do feto sobrevivente.
§2º A pena é aumentada na metade se, em consequência do aborto ou dos meios empregados para provocá-lo, a gestante sofre lesão corporal grave; e até no dobro, se, por qualquer dessas causas, lhe sobrevém a morte.

O art. 128 mantém a excludente de ilicitude em caso de aborto necessário (inciso I), com importante alteração na redação. No Código Penal vigente, o inciso prescreve a licitude da prática de abortamento *"se não há outro meio de salvar a vida da gestante"*, passando, no anteprojeto, a *"se houver risco à vida ou à saúde da gestante"*, com clara ampliação do conceito de aborto necessário, de forma a prestigiar a saúde da gestante em relação à manutenção da gestação e à expectativa de vida do feto.

No inciso II, a inovação se dá na alteração do termo estupro pela expressão *"violação da dignidade sexual"*, incluindo a possibilidade de uso de técnica de reprodução assistida sem consentimento da gestante.

O inciso III é inserido à luz do precedente da ADPF nº 54, julgada pelo Supremo Tribunal Federal, inserindo como impunível o aborto de feto anencefálico e sempre que comprovada a inviabilidade de vida extrauterina.

A medida é necessária e premente. Recentemente, conforme publicizado pela imprensa, soube-se de caso de gestação gemelar de fetos siameses (gêmeos xifópagos), a partir do qual a gestante buscou acesso à justiça para interrupção da gravidez, uma vez constatada a inviabilidade de vida extrauterina de ambos[30]. Os autos, pela sua natureza, são sigilosos e o acesso à integralidade do acórdão é limitada.

Contudo, pelo que se publicou na imprensa, trata-se da ordem de *Habeas Corpus* nº 220.431, impetrada pela Defensoria Público do Estado do Rio Grande do Sul, após sucessivas perdas nas instâncias anteriores. A gestante já estaria no quinto mês de gestação. De acordo com a imprensa, questões formais, como a supressão de instância, teriam impedido os Ministros da 2ª Turma de analisar o mérito do pedido. O voto vencido, do Ministro Edson Fachin, frisou:

---

[30] https://www.jota.info/stf/do-supremo/stf-nega-aborto-a-gravida-de-gemeos-siameses-sem-chances-de-sobrevivencia-13102022, acesso em 15/10/22.

> Registro, por derradeiro, que a paciente procurou o sistema de Justiça não apenas pela inviabilidade da vida extrauterina do feto que carrega, mas, sobretudo para que, em exercício de defesa da sua própria vida, ora sob grave risco, não venha sofrer criminalização, persecução penal e dificuldades para obter assistência médica. A preponderância de questões e barreiras processuais, nesse cenário, possui carga simbólica capaz de gerar uma segunda vitimização de quem, pelas próprias circunstâncias, acha-se em profunda vulnerabilidade e sofrimento.[31]

No ponto da alteração trazida para a inserção do inciso III ao art. 128 do Código Penal, a evolução da excludente de ilicitude em todos os casos de comprovada incompatibilidade do feto com a vida extrauterina apresenta-se como aplicação do princípio da isonomia legal, alocando na legislação entendimentos reiterados dos tribunais brasileiros, de modo a conferir, ainda, segurança jurídica e respeito ao princípio da dignidade humana.

Entretanto, a principal alteração contida no PL 236/12 refere-se à causa excludente de ilicitude prevista no inciso IV, expressamente consignando a descriminalização do aborto até a 12ª semana de gestação.

> Art. 128. Não há crime de aborto:
> (...)
> IV – se por vontade da gestante, até a décima segunda semana da gestação, quando o médico ou psicólogo constatar que a mulher não apresenta condições psicológicas de arcar com a maternidade.(...)[32]

---

[31] https://www.conjur.com.br/2022-out-13/stf-nega-aborto-gemeos-siameses-nao-chance-sobreviver, acesso em 15/10/22.

[32] Projeto de Lei n° 236/2012, de autoria do Senador José Sarney, Comissão de Reforma do Código Penal Brasileiro, disponível em https://www25.senado.leg.br/web/atividade/materias/-/materia/106404, acesso em 17/02/2023.

Em que pese o avanço inestimável à lei penal brasileira que seria a efetiva introdução desta causa de justificação no Código Penal, atenta-se ao requisito legal que determina a apresentação de atestado médico ou do profissional da psicologia no sentido de que *"a mulher não apresenta condições psicológicas de arcar com a maternidade"*.

Embora elogiável e representativa de avanço na compreensão das razões que levam a mulher a exercer com plenitude seus direitos reprodutivos, a previsão do inciso IV do art. 128 constante do PL 236/12 claramente tolhe o protagonismo da mulher no exercício pleno da sua autonomia reprodutiva, ao impor-lhe a dependência de atestado de profissionais da área da saúde para a garantia do exercício deste direito.

Nesse sentido, a previsão representa, ainda, uma visão patologizada do aborto, não resolutória, amplificadora do processo de estigmatização social trazido ao tema, pois passaria pelo reconhecimento legal da incapacidade subjetiva da mulher de levar a cabo sua gestão.

A decisão pelo autoaborto, muitas vezes, possui preponderante componente socioeconômico, cujo objeto de estudo não está sob o guarda-chuva dos profissionais elencados para atestar a viabilidade do aborto. Seria o caso, sob este prisma, de ampliar o requisito prevendo e autorizando a participação de profissionais da assistência social para atestar a inviabilidade da gestação através do exercício da autodeterminação da gestante, ainda assim sob a crítica de desautorizar a autonomia da escolha pessoal da mulher na prática do ato, delegando sua apreciação a terceiros.

Não se pode, portanto, confundir a proposta do inciso IV, do art. 128 presente no projeto de lei, com descriminalização, que possui uma maior amplitude e cujas regras para a realização do ato de abortamento legal não deverão constar de tipo penal, mas virem previstas em normas de caráter administrativo, como forma de vincular o sistema de saúde pública e suplementar de um lado e, de outro, de evitar com maior eficiência a criminalização.

A contrapor a proposta de descriminalização expressa do Anteprojeto do Código Penal, a bancada evangélica, hoje com ampla representação no Congresso Nacional[33], tem apresentado sucessivas iniciativas legislativas com o objetivo não só da manutenção da criminalização, mas também de sua majoração, através de projetos de lei que, por exemplo, preveem causa de aumento de pena para abortamento de fetos com microcefalia[34], a institucionalização do dia antiaborto[35] e o Estatuto do Nascituro, estabelecendo proteção jurídica ao feto desde o momento da concepção[36].

A proposta contida no anteprojeto de 2012 representa, sim, um avanço importante na redução dos estigmas e na compreensão das consequências deletérias da criminalização, contudo, como se viu, mantém o caráter simbólico do crime e não soluciona o impacto do ato de abortamento inseguro no sistema de saúde, tanto para a pessoa que aborta, quanto para o sistema em si.

No início da cogitação da presente pesquisa, o termo inicial da vida apresentava-se como dado de relevo imprescindível para a análise não só da compreensão do autoaborto, mas fundamentalmente da criação de um espaço de consenso viável ao debate entre as forças antagônicas que debatem o tema na sociedade e representação indireta presente no Estado, mormente na função legislativa.

Muito embora o termo inicial da vida seja de extrema relevância para a criação do espaço de consenso na sociedade em relação à proposta de legalização do autoaborto até determinada semana gestacional, o

---

[33] "20% da Câmara e 16% do Senado Federal", após as eleições de 2022, segundo a Folha de São Paulo. Disponível em https://www1.folha.uol .com.br/poder/2022/10/bancada-evangelica-nao-cresce-como-esperado-e--deve-s er-20-da-camara.shtml, acesso em 29/10/22.

[34] Projeto de Lei nº 4.396/2016.

[35] Projeto de Lei nº 5.617/2016.

[36] Projeto de Lei nº 478/2007.

avanço da pesquisa diminuiu sobremaneira a importância da questão, na medida em que a criminalização tem-se apresentado como medida ineficaz para coibir a prática do ato e, por outro lado, deletéria e estigmatizante para mulheres que o praticam e que são descobertas, em regra aquelas que já se encontram estigmatizadas por recortes sociais e étnicos bem definidos.

A criminalização do ato e ausência de evolução histórica neste enfrentamento, que resulta na marginalização da mulher que aborta, apresentam-se como ponto fulcral do debate, que deve, por outro lado, ser compreendido dentro da sistemática jurídico-penal e processual brasileira atual e, assim, objeto de conhecimento, reflexão e crítica.

O crime hoje previsto no art. 124 – autoaborto – prevê penas de 1 a 3 anos de detenção, a ser processado, em decorrência de previsão constitucional, pelo Tribunal do Júri.

A Constituição Federal de 1988 determinou ao legislador infraconstitucional, no art. 98, inciso I, a criação dos juizados especiais, para julgar "*crimes de menor potencial ofensivo*", mediante procedimentos céleres e informais.

Esclarecendo os comentários anteriores sobre o efeito simbólico da lei e a despenalização, a Lei nº 9.099/1995, denominada "Lei dos Juizados Especiais", e sua posterior alteração trazida pela Lei nº 10.259/2001, criaram espaços de consenso na justiça criminal estadual e federal, ao definir crimes de pequeno e médio potencial ofensivo, institucionalizando medidas despenalizadoras para a denominada microcriminalidade ou criminalidade eventual.

Assim, os crimes com penas mínimas de até 1 (um) ano inserem-se nos crimes de médio potencial ofensivo, de acordo com o art. 89 da Lei 9.099/1995, com previsão de medida despenalizadora consistente na suspensão condicional do processo, segundo a qual suposto(a) autor(a) do fato é denunciado(a) e, mediante a aceitação de acordo proposto pelo Ministério Público, abre mão do seu direito de defesa para, ao final do período de provas, ser beneficiado com a extinção da sua punibilidade.

É nesse contexto, de crime de médio potencial ofensivo, que a prática do aborto atualmente se encontra inserida no sistema punitivo brasileiro.

Pode-se concluir, então, que a criação dos juizados especiais criminais foi a primeira legislação que, mesmo que de forma indireta, representou alguma evolução no tratamento jurídico-penal do tema.

A reflexão que se propõe para este tratamento da legislação processual-penal é de suma importância, sobretudo, para aqueles que defendem a manutenção da criminalização do aborto, porquanto a suposta gravidade que acompanha a cognição do tema não se mostra refletida no tratamento processual-penal.

Melhor elucidando, a sistemática jurídica de tratamento do crime de aborto já prevê, mesmo que de forma indireta, uma resposta despenalizadora, mas não descriminalizante. Compreendendo os atravessamentos legais de um sistema jurídico que deve ser uno e íntegro, pode-se concluir que a lei brasileira, ao definir o autoaborto como crime de médio potencial ofensivo, ainda que involuntariamente, deu um importante passo na evolução do enfrentamento legislativo da prática delitiva, minorando os efeitos danosos que o controle formal exerce no indivíduo por intermédio das suas cerimônias degradantes, das quais decorrem os processos de estigmatização e de vitimização terciária (SHECAIRA, 2021, 267).

Nesse sentido, importante contribuição de Mônica de Melo em sua tese de doutorado, a partir de pesquisa realizada no 1º Tribunal do Júri da Comarca de São Paulo sobre processos por crime de autoaborto entre os anos de 1990 e 2012:

> Quanto aos resultados desses inquéritos e processos, o que foi encontrado chama muito à atenção, pois 91% dos 143 casos

> analisados tinham sido arquivados por falta de provas: não se chegou à autoria, não se comprovou que o aborto tivesse sido provocado, não se comprovou o nexo de causalidade, no sentido de que a ação da mãe ou de terceiro tivesse ocasionado a morte do feto/embrião, por vezes, sem materialidade, pois o feto/embrião nunca foi encontrado etc. Um número expressivo, portanto, de mulheres que são investigadas, têm que prestar depoimento na polícia, sofrem constrangimentos nos hospitais, junto à família e amigos, não são sequer denunciadas pelo Ministério Público (...). Em 5% dos casos foi oferecida e a mulher aceitou a suspensão condicional do processo. Em 3% ela foi sentenciada e absolvida e em 1% ela foi sentenciada e condenada. (MELO, 2018, . 133)

Como se vê, a criminalização do aborto, distante dos objetivos de prevenção e/ou repressão à infração penal, somente se sustenta no simbolismo da sua previsão como infração penal.

Primeiramente porque, como se demonstrou acima, a prova da materialidade dificilmente se sustenta sem a ilegal quebra do sigilo médico-paciente[37] e, por outro lado, a própria sistemática jurídico-penal prevê medida despenalizadora para a conduta, considerada de médio potencial ofensivo.

Àqueles que defendem a manutenção da lei como está, compete questionar se é legítimo manter a criminalização de uma conduta apenas e tão somente se apoiando em critérios morais decorrentes de ideologia e religião, mas sem qualquer fundamento no tratamento criminológico e mesmo jurídico-penal da questão.

Por certo, uma sociedade bem-informada e ciente da existência de mecanismos alternativos de controle informal seria capaz de consentir com a descriminalização, trazendo para si a responsabilidade

---

[37] SARCEDO, Leandro; SANTOS, Ana Carolina Moreira, *A imprestabilidade da prova decorrente de violação do sigilo da paciente em caso de interrupção voluntária da gestação*, passim.

da educação sexual, dos métodos comunitários de controle social e da própria efetivação do aborto como uma prática real, segura e responsável.

Portanto, ao lado do infanticídio, do abandono de incapaz e de outros crimes exclusivos de mulheres, o aborto possui um *"acolhimento privilegiado no sistema penal"* (ANDRADE, 2012, p. 146), seja decorrente da dificuldade probatória, seja em razão da previsão de medidas despenalizadoras, podendo-se concluir que a manutenção da sua tipificação tem a finalidade precípua de reprodução do capitalismo patriarcal, reforçando os estereótipos de gênero e classe, em clara acepção simbólica.

A necessidade de se avançar no debate social do tema é premente e impõe uma alta carga de responsabilidade de todos os atores sociais, de preferência dissociados de posições polarizadas e na busca do consenso como extrato do princípio da solidariedade, previsto no art. 3º, inciso I, da Constituição Federal.

Um debate despido de preconceitos e dotado de informações técnicas sobre a realidade do aborto e sobre todos os princípios e garantias inerentes ao fenômeno social, em cotejo com os aspectos de tratamento jurídico-penal e sua carga estigmatizante, é o caminho viável para a construção deste novo paradigma que a sociedade brasileira passa, cada dia mais, a reconhecer.

3.2 Aspectos criminológicos: Teoria Crítica e *Labelling Approach*

O desenvolvimento da presente pesquisa, como é natural, passou por processos de amadurecimento, vindo a apontar a necessidade de aprofundamento dos estudos da Criminologia.

O trabalho que foi pensado inicialmente com raízes na fixação de critérios do momento do início da vida e das bases morais e filosóficas em que se assenta a criminalização do aborto, com a evolução da pesquisa e das reflexões necessárias, terminou por indicar a Criminologia como o caminho viável não só para a discussão do tema, mas principalmente para a proposta que se pretende: a sugestão de modelo de transição para a legalização do aborto no Brasil, garantindo, além da descriminalização, também a legitimação e a normalização[38] do tema perante a sociedade, com atendimento pelo Sistema Único de Saúde, evitando-se a marginalização e os danos físicos e psíquicos de mulheres que pretendem e irão abortar.

Reside na reflexão criminológica sobre determinado fenômeno social a potencialidade de rediscutir a institucionalização das desigualdades perpetradas e legitimadas por meio da norma jurídica, inserindo-se neste campo a construção das desigualdades baseadas no gênero, na qual a criminalização do aborto apresenta-se como importante expressão.

Originada no Século XIX como ciência causal da criminalidade, por meio da qual se tentava explicar o crime e o criminoso, a Criminologia está em constante e rápida transformação, transmudando-se em teoria crítica e sociológica das instâncias formais e informais de controle, sendo definida por Vera Regina Pereira de Andrade como *"uma das ciências sociais que concebem a criminalidade como uma construção social resultante da interação continuada entre os processos de definição, seleção e estigmatização realizados pelo controle social formal (...) e o informal"* (ANDRADE, 2012, p. 160).

---

[38] "A normalização proposta por estes criminologistas envolve um processo duplo. Por um lado, uma mudança no imaginário social das substâncias controladas, a fim de evitar substâncias controladas, a fim de evitar a marginalização dos utilizadores e de lhes garantir direitos e deveres. Por outro lado, uma alteração da legislação atual para a adaptar à realidade dos consumidores de drogas, para adaptá-la à realidade dos consumidores de forma pragmática, sensata e em conformidade com os direitos humanos, a fim de evitar os danos inerentes ao consumo de drogas, a fim de evitar os danos inerentes à proibição." PERE MARTÍNEZ ORÓ, David; ARANA BERASTEGI, Xabier. "¿Qué es la normalización en el ámbito de los usos de las drogas?". Revista Espanhola de Drogadependencias. 2015. Disponível em https://www.aesed.com/descargas/revistas/v40n3_2.pdf, acesso em 15/04/2023. (tradução livre)

O interesse do estudo da Criminologia para o tema reside, na definição de Jorge de Figueiredo Dias, na sua importância enquanto explicação para o crime e a criminalidade (2001, p. 6). Longe da compreensão de uma criminalidade de massa ou que possa ser determinada por fenômenos de grupos sociais homogêneos, como ocorre nos crimes contra o patrimônio ou de colarinho branco, o aborto voluntário tem, no indivíduo desviante, ao mesmo tempo um caráter homogêneo, quando relacionado ao gênero, e também absolutamente heterogêneo, quando visto sob a perspectiva de classe social, idade e raça.

O caminho que se pretende traçar para chegar a uma proposta de nova política criminal para o enfrentamento da problemática do aborto passa, necessariamente, pelo estudo criminológico do fenômeno, uma vez que a perspectiva correta para uma nova política criminal tem como pressupostos os motivos da criminalização do ato, a percepção do fato pela sociedade e os processos de seletividade e estigmatização gerados pelas agências de controle estatal.

A criminologia conceitua o crime não sob a perspectiva de ato individualizado, como ocorre com o direito penal – fato típico, ilícito e culpável –, mas como "*um fenômeno comunitário e como um problema social*" (SHECAIRA, 2021, p. 48), procurando explicação para a eleição de determinadas práticas como criminosas e para a relação entre a evolução e o processo civilizatório com as normas incriminadoras e o efetivo exercício do controle formal pelo Estado.

Há muito superada, a criminologia etiológica ou biológica de Lombroso, Ferri e Garofalo, denominados positivistas, enxergava o infrator como "*prisioneiro da sua própria patologia*" ou vinculava-o a "*processos causais alheios*" (SHECAIRA, 2021, p. 52).

A criminologia crítica, por sua vez, centra as discussões sobre o crime na reação social, com base, não só no sistema punitivo, a exemplo da criminologia liberal, mas nas próprias relações de poder existentes na sociedade contemporânea. E a criminalização do exercício, pela mulher, de direitos reprodutivos se insere perfeitamente no contexto de relação de poder.

Conforme ressalta Sérgio Salomão Shecaira, *"não importa se a persecução penal recai sobre bruxas, hereges, subversivos, parasitas, burgueses ou criminosos. O que é comum a todos esses casos é a existência de agências punitivas que apelam aos mesmos programas argumentativos."* (2021, p. 288),

A sociedade da pós-verdade, na qual a narrativa tem valor superior à própria realidade, com a comunicação em massa a uma sociedade programada para viver sob o medo, foi o cenário perfeito para um recrudescimento das leis penais e ampliação do número de infrações penais. Na sociedade contemporânea, a vivência do direito penal mínimo passa a ser encarada como um mal e a ampliação do rol de bens jurídicos penalmente tutelados apresenta-se como (falsa) solução para os dramas sociais.

O avanço tecnológico, sobretudo com o impulsionamento pelas redes sociais, de um lado dissemina as denominadas *fake news* e aprofunda as práticas de verdade líquida e pós-verdade e, de outro serve como mais um fator a sustentar o discurso de alargamento da tutela penal, justificando a criação de novos tipos para crimes praticados em ambiente virtual ou com uso de tecnologia que permitem atingir sujeitos passivos plurais e de outro a dificuldade na identificação do sujeito ativo.

Nesse contexto, inserem-se, sem dúvidas, os grupos pró e antiaborto, em uma batalha virtual recheada, principalmente por uma das partes, por inverdades científicas e dogmas religiosos, e por ambas as partes de posições extremas, que pouco – ou nada – contribuem para uma efetiva mudança de paradigma sobre o tratamento do tema pela sociedade.

A criminologia crítica, de base marxista e viés progressista, enquanto busca a minimização da punição aos crimes praticados contra bens individuais, nos quais se insere o aborto voluntário, defende a ampliação da punição em relação aos bens jurídicos de natureza supraindividual, como os crimes de colarinho branco, os danos ambientais e crimes de natureza discriminatória.

A criminologia cultural, por sua vez, explica o fenômeno criminal a partir do choque entre culturas, que resulta não só do processo de globalização, mas também da universalização dos direitos humanos como princípio básico do mundo globalizado, como são exemplos as leis europeias proibindo a ablação (corte genital) e, não tão recentemente, legalizando o aborto.

Carmem Hein de Campos[39] aponta cinco formas desconstrutivas de reflexão sobre o sistema punitivo, identificando-as de desconstruções marxista, foucaultiana, do *labelling approach*, abolicionista e, por fim, a feminista que, ao lado do *labelling approach*, será aprofundada neste trabalho em razão da forte identidade com o tema.

A vertente criminológica, que busca explicar o fenômeno criminal na teoria da anomia de Émile Durkheim, aponta o desvio como funcional para a sociedade, ou seja, como um fenômeno normal da estrutura social e que tem sua importância para a compreensão da necessidade de naturalização do fato, mas não do crime. Somente se ultrapassados alguns limites, as condutas desviantes representam desorganização social. Do contrário, se controladas, contribuem para o equilíbrio e o desenvolvimento da sociedade.

Em um contexto social e jurídico como este, discutir descriminalização, notadamente, não se apresenta como uma tarefa das mais fáceis, muito embora a prática comum e relativamente aceita do aborto não possa ser inserido em um contexto de anomia social, uma vez que sua prática não importa em *"ruptura dos padrões sociais de*

---

[39] CAMPOS, Carmem Hein de. *Criminologia Feminista: teoria feminista e crítica às criminologias*, p. 18.

conduta, produzindo uma situação de pouca coesão" [40], mas se insere como um ato de autodeterminação da mulher sobre seu presente e futuro, sem que com isto a sociedade ou a comunidade se veja transformada, em termos de estabilidade.

Nesse sentido, Sérgio Salomão Shecaira:

> Vale dizer, as crises decorrem, muitas vezes, do fenômeno da anomia. O crime, por sua vez, é um fenômeno normal de toda estrutura social. Só deixa de sê-lo, tornando-se preocupante, quando são ultrapassados determinados limites, quando o fenômeno do desvio passa a ser negativo para a existência da estrutura social, seguindo-se um estado de desorganização (...). (2021, p. 201)

Carmem Hein de Campos assevera que *"o crime seria uma antecipação da moral que está por vir e o criminoso não seria um ser radicalmente insociável, mas um agente regular da vida social"*[41]. Avançando neste ponto de vista, podemos inferir que o agente desviante, sob este prisma, é também um agente de transformação social.

Para o que interessa ao tema da incriminação do aborto voluntário, a importância da desviante para a transformação social (em verdade, a necessária descriminalização) não se revela através da sua previsão típica, mas na necessidade de naturalização do aborto enquanto fenômeno dissociado da estrutura e organização social, porque decorrente de uma autodeterminação que não impacta o viver em sociedade.

Até porque, dissociada da compreensão de que o crime, em certa medida, integra o equilíbrio social, a incriminação do aborto não só

---

[40] Esmiuçando o pensamento de Émile Durkheim sobre a teoria da anomia, Sérgio Salomão SHECAIRA traz definição relevante para a afirmação contida no parágrafo: "É a anomia, pois, uma ausência ou desintegração das normas sociais". (2021, p. 199)

[41] CAMPOS, Carmem Hein de. *Criminologia Feminista: teoria feminista e crítica às criminologias*, p. 21.

não tem sido capaz de produzir efeitos de prevenção ou punição na sociedade, como tem apenas e tão somente mantido mulheres vulnerabilizadas em condições marginais e de desamparo.

Há evidente discrepância entre a norma ainda positivada no Brasil e a cultura globalizada internalizada na sociedade. Diferentemente da análise referente às posições socioeconômicas dos indivíduos conformistas ou desviantes na sociedade, o caráter desviante no crime de aborto atinge a todas as faixas socioeconômicas e culturais, contudo somente a parte vulnerabilizada destes setores estarão suscetíveis ao controle estatal.

O movimento feminista, olhado sob a perspectiva dos modelos de adequação às normas sociais[42], pode ser identificado como "rebelião", uma vez que, além de negar o fim cultural e os meios utilizados para a proibição do aborto[43], representa uma dissidência pública (*public dissent*), ou seja, é objeto de luta que visa à transformação social:

> O indivíduo refuta os padrões vigentes na sociedade, propondo o estabelecimento de novas metas e a institucionalização de novos meios para atingi-las. (...) Exemplos claros de conduta de rebelião veem-se nas posturas individuais dos "rebeldes sem causa" e nas coletivas de movimentos de revolução social. (SHECAIRA, 2021, p. 208)

Embora o pensamento crítico sobre o desvio e os(as) desviantes relacionem-se com os desafios próprios da ascensão social, sua aplicação às questões relativas ao gênero – neste caso ao aborto voluntário

---

[42] Conforme tratado tanto por CAMPOS, Carmem Hein de. *Criminologia Feminista: teoria feminista e crítica às criminologias*, p. 22, quanto por SHECAIRA. Sérgio Salomão, *Criminologia*, pp. 206/207.

[43] Proibição no sentido de criminalização. Necessária a diferenciação, uma vez que a proibição moral do aborto relaciona-se, como se pretendeu abordar ao logo do trabalho, a posicionamentos filosóficos, religiosos e culturais próprios do indivíduo que, não obstante a necessidade de se respeitar, sob o prisma da livre convicção e pensamento, não devem servir de justificativa para a criminalização, pois a norma penal não seve se ocupar de convicções morais.

– mostra-se plenamente viável, não sob o viés econômico, mas sob o viés do controle do corpo, através dos mecanismos de biopolítica.

Aprofundando a reflexão, se a relação de classe é uma das formas em que as relações de poder e de natureza econômica se manifestam, as relações de gênero também se fundamentam em conexões de poder, onde o gênero masculino prepondera sobre o feminino, com consequências culturais, comportamentais, econômicas e mesmo criminológicas.

Dentro da perspectiva socioeconômica e histórica para a explicação do fenômeno criminal, necessário sempre retornar à imbricação da organização do estado burguês e o fenômeno do controle dos direitos reprodutivos da mulher, quando a necessidade de gerar novos cidadãos europeus se deu, primeiramente, como forma de repovoamento e, em seguida, como forma de geração de mão de obra no mundo que se preparava para o capitalismo.

Além da vulnerabilização própria das mulheres com condições socioeconômicas desprivilegiadas, o fato de o controle formal punitivo recair sempre sobre elas tem, ainda, importante componente econômico, pois é a partir delas que o capitalismo cobra a conservação da força de trabalho pesado para as atividades que os integrantes das classes dominantes não pretendem realizar, culminando com a manutenção de uma sociedade estratificada e de exploração.

O caráter duplamente desviante da mulher que viola a lei penal pode ser uma forma de explicar este fenômeno, a partir da aversão que a mulher, ao praticar crimes comuns, provoca na sociedade. Carmem Hein de Campos sustenta que estudiosos da Criminologia perderam a oportunidade de estudar o porquê das mulheres que integram as *gangs* estarem mais suscetíveis à criminalização do que os homens[44].

---

[44] CAMPOS, Carmem Hein de. *Criminologia Feminista: teoria feminista e crítica às criminologias*, pp. 28-30.

As teorias criminológicas, portanto, pouco ou nada se dedicaram a explicar o fenômeno a partir da perspectiva de gênero, muito embora, como se viu, seja possível incorporar seus ensinamentos a uma visão contemporânea de mundo, cuja implicação do gênero é indissociável das discussões sobre a teoria tripartite do crime.

Por sua vez, a teoria do *labelling approach* pretende explicar o fenômeno criminal a partir das interações sociais entre grupo dominante – que determina o que é desvio na sociedade –, grupo dominado – tidos como desviantes – e as reações das agências de controle formal diante do fato jurídico-penal, cujo relevo foi determinado pelos *"empreendedores morais"*[45].

Denominada por Carmem Hein de Campos como *"virada criminológica"*, a teoria do *labelling approach* tem no crime *"uma construção social realizada na interação entre o desviante e as agências de controle"*, ou seja, tal perspectiva não parte do fato criminal ou do ser desviante, mas da interação entre este indivíduo e o controle estatal[46].

A denominada teoria do etiquetamento surge em determinado momento da história estadunidense em que o Estado e suas normas postas deixam de ser confiáveis para uma parcela da população, em um contexto em que o otimismo em relação à eliminação da pobreza está em baixa, contando com ações políticas organizadas pelos movimentos identitários, que apontaram as desigualdades, expondo a incapacidade estatal de desconstitui-las. Assim, tais movimentos políticos de ruptura passam a ser foco de forte repressão estatal por meio da aplicação da lei penal (SHECAIRA, 2021, p. 247-252).

O ponto central da teoria está na constatação de que a sociedade primeiro estabelece o que é ou não uma conduta desviante, por meio de uma criação social, executada por determinado grupo social,

---

[45] MOURA, Cristina Patriota de. *Outsiders: estudos de sociologia do desvio*. Disponível em https://doi.org/10.1590/S0104-93132009000200011, acesso em 14/09/22.

[46] CAMPOS, Carmem Hein, *Criminologia Feminista: teoria feminista e crítica às criminologias*, p.33.

chamados de *"empreendedores morais"*. A partir de então, define-se determinada ação como um mal, na medida em que já havia sido assim catalogada na legislação penal, e, posteriormente, identifica seu autor como mau, através do seu *"etiquetamento"*, passando a ser suspeitas, a partir daí, todas as ações deste indivíduo tido como desviante[47].

O conceito trazido por Carmem Hein de Campos sobre a teoria do *labelling approach* vale a transcrição:

> o desvio e a criminalidade não são uma qualidade inerente à conduta ou uma entidade ontológica pré-constituída à reação ou controle social, mas uma qualidade (etiqueta, rótulo), um status social atribuído a determinados sujeitos e determinadas condutas, através de processos formais e informais de definição e seleção e mecanismos (formais e informais) de reação.[48]

O exercício do controle social formal pelo Estado sobre a prática do autoaborto gera consequências nefastas em decorrência da sua seletividade, elucidada pela teoria criminológica crítica, e discriminação e estigmatização, esclarecidas sob a perspectiva da teoria do *labelling approach*.[49]

Assim, não obstante a problematização da incriminação do aborto esteja muito mais voltada à seletividade e ao simbolismo da norma, é fato que a interação entre a mulher que aborta e as agências de controle estatal possui, por si só, um efeito deletério diante da sua passagem pelas cerimônias degradantes e da perspectiva de figurar como investigada ou acusada por crime doloso contra a vida.

---

[47] CAMPOS, Carmem Hein. *Criminologia Feminista: teoria feminista e crítica às criminologias*, pp. 34-41.

[48] CAMPOS, Carmem Hein. *Criminologia Feminista: teoria feminista e crítica às criminologias*, p. 45.

[49] CAMPOS, Carmem Hein. *Criminologia Feminista: teoria feminista e crítica às criminologias*, p. 33.

Nesse sentido, Eugenio Raúl Zaffaroni, comparando o poder punitivo atual com o poder inquisitorial (primeiro com lastro na religião e posteriormente na laicidade do Estado), suscita a historicidade da seletividade penal, antes ocupada dos hereges e das bruxas, e hoje voltada ao *inimigo*, que pode ser compreendido como o indivíduo vulnerabilizado, pertencente a outra classe social e cuja cor da pele o expõe aos controles estatais[50].

A incriminação do aborto, portanto, parte do mero simbolismo penal, ante a notável ausência de controle estatal sobre sua prática na realidade, além da inexistência de efeitos gerais de prevenção, selecionando por meio de discriminações aquelas que serão objeto de ação das agências formais de controle, e aplicando-lhes as cerimônias degradantes próprias do sistema criminal, que findarão por criar e aplicar uma etiqueta própria: a da mulher que exerceu seus direitos sexuais e reprodutivos e passa a ser vista como pessoa em conflito com a lei penal, processada sob o rito do Tribunal do Júri, acusada de cometer um crime doloso contra a vida.

O tratamento criminal hoje destinado às mulheres que praticam a interrupção voluntária da gestação decorre de um processo histórico que identifica o autoaborto como um "mal", um ato de desviação, um crime contra a vida e, portanto, merecedor da punição estatal, sem que se faça, no momento da construção da norma ou da validade do seu conteúdo, qualquer reflexão sobre as destinatárias da lei proibitiva.

A interação entre o ser desviante e as agências de controle formal tem endereço certo: mulheres vulnerabilizadas, prioritariamente desprovidas de recursos financeiros para a realização de abortos clandestinos seguros, afastadas dos grandes centros urbanos, pertencentes a grupos sociais marginalizados, preponderantemente negras e indígenas.

---

[50] ZAFFARONI, E. Raul. *O inimigo no Direito Penal*, pp. 87-88.

A teoria da rotulação ou modelo da reação social, que explica o crime a partir das interações entre os sujeitos e o controle estatal, notadamente em razão do inequívoco simbolismo penal na previsão legal do aborto, bem expõe a submissão de mulheres que abortam ao aparato estatal, na qualidade de investigadas, como meio de controle baseado no biopoder.

Para a compreensão da seletividade das agências de controle formal, contudo, é necessário se ater, primeiramente, aos conceitos de conduta desviante e o sujeito do desvio.

Sérgio Salomão Shecaira assevera que o desvio não é uma qualidade ínsita à determinada conduta, "*mas uma consequência da aplicação pelos outros das regras e sanções para o ofensor*", sendo o desviante aquele cujo "*rótulo social de criminoso foi aplicado com sucesso*"[51].

A partir da compreensão de que o crime ou o desvio são construções de determinados indivíduos que compõem uma sociedade – os *empreendedores morais* com poder para fazê-lo –, é preciso estabelecer importante recorte que pode também explicar o porquê do trecho do Código Penal destinado ao crime de aborto sobreviver por mais de 80 anos sem qualquer alteração legislativa.

O Congresso Nacional brasileiro hoje, no ano de 2023, é integrado por 90 deputadas federais, entre 513[52], e 15 senadoras, entre 81[53], em notória sub-representação do gênero feminino, a quem o assunto sobre os direitos reprodutivos, onde se insere a criminalização do aborto, toca em particular.

---

[51] SHECAIRA, Sérgio Salomão, op. cit., pp. 262-263.

[52] Fonte: Agência Câmara de Notícias, disponível em https://www.camara.leg.br/internet/agencia/infograficos-html5/composicao-da-camara-2023/, acesso em 13/02/2023.

[53] Disponível em https://www25.senado.leg.br/web/senadores/em-exercicio/-/e/por-sexo, acesso em 13/02/2023.

A sub-representação também se dá diante do número total de cidadãos brasileiros. Segundo dados estatísticos do IBGE, a população brasileira é composta na sua maioria por mulheres[54].

A imposição de regras proibitivas ou incriminadoras é um processo cujo ator detém poder político e econômico, que pode ser compreendido no contexto da biopolítica, reconhecendo, ainda, o exercício do biopoder e a relação desigual decorrente das diferenças de etnia, cor, gênero e classe para explicar quem formula a norma e quem tem a obrigação de cumpri-la[55].

Resta claro que os *empreendedores morais* que insistem na criminalização do aborto e, portanto, na marginalização e estigmatização da mulher que aborta são exatamente aqueles não submetidos às agências de controle formal e ao processo de desviação primária e secundária.

Segundo Sérgio Salomão Shecaira, a desviação primária tem consequências no processo de marginalização interna do agente, ou seja, na sua própria estrutura psíquica, enquanto a desviação secundária se apresenta como consequência da *"reação social à desviação"*, em um mecanismo perverso de estigmatização do indivíduo enquanto um *"ser desviante"* (2021, p. 265).

A criminalização do aborto, compreendida sob o prisma da teoria da rotulação social, pode ser entendida como um fenômeno que tende a estigmatizar mulheres, nelas criando a desviação primária em sua estrutura interna psíquica e, consequentemente, quando submetida às cerimônias degradantes da persecução penal[56], concretiza-se a

---

[54] São 51,5% de mulheres na população brasileira segundo censo demográfico de 2010, disponível em https://www.ibge.gov.br/estatisticas/multidominio/genero/9662-censo-demografico-2010.html?=&t=destaques, acesso em 12/09/2022.

[55] CAMPOS, Carmem Hein de. *Criminologia Feminista: teoria feminista e crítica às criminologias*, p. 44.

[56] A identidade do indivíduo, ao ser submetido pelos atos de controle estatal do processo penal, é substituída por uma outra, degradada a partir de interrogatórios, audiências, entrada em presídios, divulgações midiáticas, identificação criminal *etc*.

secundária, exatamente em decorrência das reações sociais e de controle do Estado como resposta ao ato de desvio.

Compreendido o malefício da criminalização do aborto sob a perspectiva da rotulação social, resta questionar quem são os *"empreendedores morais"* nos dias de hoje e qual interesse representam, assim como perquirir o que a sociedade brasileira e o Estado, como representante dos interesses da nação, pretendem com a criminalização do aborto para além do simples controle sobre os corpos femininos.

Inserir a mulher que pratica autoaborto no sistema de justiça criminal, com suas *"cerimônias degradantes"*, significa atribuir, a um ato destituído de gravidade para o contexto interpessoal, uma institucionalização que leva ao afastamento social e à estigmatização, em um processo permeado de consequências psíquicas e sociais desastrosas.

Ao tornar uma mulher que pratica autoaborto protagonista de uma persecução penal, resta clara a inserção de personagem estranha ao palco da criminalidade por um ato aceito por larga parcela da sociedade, portanto, sem ruptura com os pactos sociais, e que também corresponde a um ato individual, destituído de danos sociais potenciais, sobretudo quando praticado nos primeiros meses de gestação.

Muito embora, como já se viu, a própria evolução político-criminal tenha atribuído ao crime de aborto um caráter de médio potencial ofensivo, com a aplicação da suspensão condicional do processo ou o acordo de não-persecução penal, toda reação à conduta criminal passa por cerimônias degradantes.

A própria *notitia criminis*, nos casos de autoaborto, decorrem, se não da denúncia de familiares, da violação ao sigilo médico-paciente[57], quando mulheres procuram os serviços de saúde em busca de

---

[57] Em recentíssima decisão, o Superior Tribunal de Justiça trancou ação penal por crime de aborto em razão do reconhecimento da ilicitude da prova decorrente da violação do sigilo paciente-médico. Habeas Corpus nº 783.927/MG, Relator Ministro Sebastião REIS JR., j. em 14/03/2023.

socorro por situações graves de saúde decorrentes de abortos bem ou malsucedidos, seja em relação ao feto, seja em relação ao próprio corpo.

Certo é que a origem, portanto, de uma persecução penal no crime de autoaborto ou de aborto consentido provocado por terceiros já contém, em si, uma grave violação a direitos individuais da mulher.

Da *notitia criminis*, eivada de nulidade por ilicitude da prova, decorrem processos ritualizados a que a investigada é submetida, com participação da polícia judiciária em atos de investigação que atingem a privacidade e autonomia da mulher e da sua família.

Prosseguem as cerimônias, embora em menor escala, com a participação de representantes do Ministério Público, órgão incumbido da *opinio delicti*, em procedimentos que atingem a autonomia, a liberdade e sua autoestima na busca pela comprovação da materialidade delitiva e sua final condenação.

A criminalização do autoaborto apresenta, portanto, um desvalor moral importante e rotulador, em razão da ritualística degradante que se impõe a todos os investigados, desde o inquérito policial, até sua presença perante o juiz de direito e, eventualmente, ao Plenário do Tribunal do Júri.

Se, por um lado, na atual dogmática jurídico-penal, a mulher que aborta, não mais está submetida à pena privativa de liberdade, com o grave processo de administração formal pelo órgão institucional responsável pelo encarceramento, em verdade a adaga da estigmatização permanece sob sua cabeça.

Como solução para a eliminação da cadeia lógica que leva à delinquência secundária, a partir da resposta social e estatal para a desviação primária (cujas soluções são mais complexas e multidisciplinares), induvidosamente se faz necessária a diminuição do âmbito da incriminação e da ameaça de encarceramento, não só a partir de respostas alternativas à prisão, mas também com a redução do rol de crimes previstos na legislação, inserindo-se, aqui, sem dúvida nenhuma, a descriminalização do aborto.

O processo evolutivo e as conquistas civilizatórias frutos do pensamento e da luta feminista têm colocado essa certeza sobre o mal intrínseco do autoaborto em xeque, não mais se tratando de tema de compreensão homogênea, como já se demonstrou anteriormente a partir de pesquisas de opinião e das mudanças legislativas ao redor do mundo e, principal e recentemente, na própria América Latina.

E se um ato tido como criminoso encontra-se em um processo evolutivo de normalização social, a consequência lógica da sua manutenção como um mal social passível de punição pelas agências de controle estatal acaba importando, para além da estigmatização e revitimização, em ato revestido de desproporcionalidade.

As teorias crítica e do *labelling approach*, que explicam o fenômeno criminal, bem expõem o quanto as agências de controle formal, supostamente criadas para prevenção do crime através do receio da repressão, em verdade servem de estímulo à prática do próprio crime por meio dos processos de seleção e estigmatização, contexto em que também está inserida a tipificação do aborto, incapaz de produzir os efeitos esperados de uma previsão jurídico-penal[58].

Do ponto de vista jurídico – mas não do moral – o aborto já vem se apresentando como prática inserida no contexto da intervenção mínima pelo Poder Judiciário, com apoio de parcela substancial da sociedade para sua descriminalização, o que reclama, por outro lado, sua institucionalização como um direito, evitando-se, assim, a contínua desassistência e marginalização das mulheres que praticam o aborto voluntário.

---

[58] Eugenio Raúl Zaffaroni trata da "prevenção geral positiva" como meio de sobreposição do sistema punitivo à sua própria seletividade: *"(...) pois esta poder ser cumprida, ainda que a pena opere em um número muito reduzido de casos e até em nenhum, com relação a certos delitos. Embora costumem ser tratados como tais, o valor simbólico da pena e a prevenção geral positiva não resultam de desenvolvimentos modernos e contemporâneos e, menos ainda, pós-modernos." Direito penal do Inimigo*, p. 88.

Avanço importante para a implementação de novas políticas públicas de enfrentamento do tema seria a ampliação da participação de mulheres no poder legislativo, alterando-se qualitativamente os(as) *"empreendedores(as) morais"* que se debruçam sobre a temática, com uma nova perspectiva que leve em conta o impacto danoso da criminalização.

Apropriada e ampliada a teoria da rotulação social para uma perspectiva nova sobre o enfrentamento da questão relativa ao aborto, suas inequívocas contribuições para a compreensão do fenômeno social e posterior alteração de paradigma para uma política criminal mais consentânea com o mundo contemporâneo, podem ser assim sintetizadas: primeiro, a exterminação do maniqueísmo, ou seja, existência de um bem e um mal social absolutos para, afastando-se das patologias individuais e sociais, compreender o fenômeno como algo normal na sociedade; segundo, compreender o crime como comportamento majoritário na sociedade e não o contrário, através do entendimento de que as agências penais, através de seus empreendedores morais, é que definirão a quais condutas serão atribuídas a qualidade de desvio e crime, com o consequente processo de criminalização, de forma seletiva e discriminatória[59].

A criminologia crítica *stricto sensu*[60], que verdadeiramente se ocupou do debate sob a perspectiva de gênero, aliada à contribuição do *labelling approach*, serve, portanto, de ponto de partida para a implementação de nova política criminal é fundamental para aquilo que este trabalho propõe.

A ideia da normalização social, embora aplicável a outras naturezas de delito, como à política de enfrentamento às drogas, mostra-se

---

[59] CAMPOS, Carmem Hein de. *Criminologia Feminista: teoria feminista e crítica às criminologias*, p. 44-45.

[60] A teoria crítica, segundo Sérgio Salomão Shecaira, remonte ao período dos julgamentos de mulheres por prática de bruxaria no período da inquisição, na obra de Friedrich Spee, *Cautio Criminalis*, de 1631. *Criminologia*, p. 288.

bastante oportuna em relação ao ato do abortamento, conforme será demonstrado na perspectiva de criação de uma nova política criminal.

A criminalização do aborto, portanto, encarada como método eficaz de controle da sexualidade feminina com o objetivo precípuo de manutenção da estrutura capitalista patriarcal, para sofrer efetiva transformação, necessitará transpor a barreira da (dis)função do sistema punitivo, o que não é fácil, pois sua atuação visa a manter hígida a estrutura e as instituições que delas decorrem.

O desafio estrutural é a transformação nas relações de gênero, deslegitimando "*desigualdades inferiorizadoras*" ou "*igualdades descaracterizadoras*"[61] e a descriminalização do aborto, por tarefa mais complexa que seja, constituir-se-ia num enorme passo no sentido da ressignificação destas relações interpessoais e estruturantes da sociedade patriarcal capitalista.

3.2.1 O delito, as desviantes e a vitimização

O crime de aborto, como já se pontuou longamente, encontra-se inserido na legislação penal brasileira atual, da mesma forma e sem qualquer alteração legislativa, desde 1940. A única alteração de ordem interpretativa da norma, que diminuiu seu âmbito de abrangência, decorreu de decisão proferida pelo Supremo Tribunal Federal nos autos da ADPF nº 54, que inseriu no contexto do aborto legal a prática em hipótese de feto com anencefalia, tendo em vista sua incompatibilidade com a vida.

A imutabilidade do ordenamento jurídico brasileiro no que se refere à incriminação da prática do aborto, longe de representar a vontade popular hegemônica, hoje se apresenta como resultado de um *mix* perverso de opressões de gênero, raça e classe, diante da notoriedade

---

[61] ANDRADE, Vera. *Pelas mãos da Criminologia. O Controle penal para além da (des)ilusão*. p. 157.

de sua prática disseminada na sociedade, em todos os seus recortes, mas protegido das agências de controle estatal quando praticadas por mulheres pertencentes a classes sociais e raciais privilegiadas.

É neste sentido que a teoria crítica e o *labelling approach* explicam a manutenção da criminalização do aborto, pois sua efetivação sempre dependerá da seletividade não só do próprio sistema de justiça, mas também na própria origem de seu impulsionamento, ou seja, na ausência da *notitia criminis* quando o aborto é praticado de forma segura e protegida, seja em relação ao aspecto de saúde da mulher que aborta, seja, principalmente, em relação à atuação das agências de controle formal.

Diversamente de como ocorre com os crimes de colarinho branco ou crimes patrimoniais como o furto e o roubo, as "*desviantes*" do crime de aborto não se encontram inseridas em nenhum outro grupo social específico, podendo ser brancas, pretas, pardas, indígenas, ricas, pobres, católicas, umbandistas, ou seja, encontram-se inseridas em diversos grupos de classe, etnia, raça e religião.

Contudo, a consequência fundamental do pertencimento a determinado grupo – sobretudo classe social e cor de pele – está na efetividade da atuação das agências de controle, sendo despiciendo trazer neste momento dados sobre a criminalização sobre os corpos de mulheres pobres e negras, pois já notório e de domínio público.

O caráter duplamente desviante da mulher acusada da prática de crime – sobretudo no aborto –, compreendido como uma quebra dos aspectos legais e principalmente do aspecto moral exigido pela sociedade às pessoas do gênero feminino, torna-se notório na sua submissão ao processo penal, operando sua transformação social imediata, que passa do caráter sacralizado da gravidez para o caráter promíscuo das mulheres que não aceitam a gestação, em razão dos planos que têm para sua própria vida[62].

---

[62] MEIRELLES, José Ricardo. *Mulher Infratora, Bioética e Justiça*, passim.

A criminologia baseada no determinismo biológico, tendo como principal expoente Cesare Lombroso, argumentava que a inferioridade – física, moral e psíquica – da mulher tornava-a menos capaz para a prática de delitos. O efeito criminológico da socialização historicamente mais sentido em relação ao gênero masculino, já que as mulheres passaram a ser ativas nos ambientes sociais há menos tempo, não influiu, ao longo dos anos, na maior incidência da prática de aborto pelas mulheres. Assim, pode-se afirmar que a prática do aborto não guarda relação com aspectos do determinismo biológico.

A mulher que aborta não o faz por desvio de conduta que pode ser explicado através de fenômenos criminológicos deterministas, não é ela uma criminosa em potencial, como já visto. Ao contrário. É a incriminação, através da tipificação penal, que faz da mulher que aborta uma criminosa.

As agências de controle, com sua seletividade, têm endereço certo, e tratar da vitimização destas mulheres impõe este recorte preambular. Estar-se-á tratando, principalmente, de mulheres vulnerabilizadas, tanto em decorrência da cor da sua pele, quanto do seu pertencimento a uma classe social desprivilegiada, sobrevivendo em periferias, destituída de princípios humanitários básicos.

O fenômeno da vitimização e sua contextualização na prática da interrupção voluntária da gestão são fundamentais para a eleição de uma política criminal transformadora, por ser capaz de compreender, na pessoa desviante, a capacidade do sistema punitivo atual em produzir consequências desastrosas e violadoras de direitos individuais no palco da persecução penal.

Definir-se o conceito de vitimização é algo complexo e demanda uma visão ampla do crime, do sistema de justiça e das consequências da atuação das agências de controle formal. Em sentido estrito, a vitimização designa o agente ou instituição diretamente afetada pela infração penal, enquanto em sentido amplo abrange o indivíduo e também a coletividade[63].

Como se vê, o sentido *jurídico-penal-amplo* engloba todos os atores que sofrem com as consequências da prática delituosa, sendo necessária, neste passo, a definição de suas categorias. Embora haja outras formas de classificação, adotar-se-á aquela trazida por Sérgio Salomão Shecaira e Alvino Augusto de Sá[64].

Enquanto a vítima primária é aquela diretamente atingida pela violação do bem jurídico penal, a vítima secundária pode ser definida como aquela atingida indiretamente, a partir das relações entre a primária e o Estado, na sua função repressiva (SHECAIRA, 2021, p. 57). Identifica-se com os atores da persecução penal, atingindo não só a própria vítima naquilo que hoje é disseminado como revitimização, como as polícias e integrantes do sistema de justiça.

Por sua vez, aquela que efetivamente importa a uma política criminal transformadora para o crime de aborto, a vítima terciária representa o próprio autor do delito, que, em razão das consequências do crime e da atuação estatal, tem *"sofrimento excessivo"* em decorrência do fato criminoso (SHECAIRA, 2021, p. 57).

A criminalidade feminina vinculada a crimes relacionados com o gênero masculino encontra uma dupla desviação[65] e, por esta razão, um acúmulo de estigmatização tanto pelo controle formal, quanto pelo informal.

Entretanto, também na prática do desvio vinculado a questões típicas de gênero – como o aborto e o abandono de incapaz, por exemplo

---

[63] SHECAIRA, *Criminologia*, p. 53: "(...) *jurídico-penal-restrito, designando o indivíduo que sofre diretamente as consequências da violação da norma penal; e, por fim, o sentido jurídico-penal-amplo, que abrange o indivíduo e a comunidade que sofrem diretamente as consequências do crime."*

[64] SÁ, Alvino Augusto de. Vitimização no sistema penitenciário. Revista do Conselho Nacional de Política Criminal e Penitenciária, Brasília, v. 1, n.° 8, p. 15-32, jul./dez., 1996. Disponível em: http://200.205.38.50/biblioteca/index.asp?codigo_sophia=44731. Acesso em 29/09/2022.

[65] O desvio relacionado ao crime, em si e a desviação decorrente da expectativa que se tem da mulher, enquanto ser social vinculado ao lar e ao privado.

–, a mulher, ainda assim, sofre as consequências danosas do julgamento social e jurisdicional, pois não deixa de apresentar-se como um ponto fora da curva, agindo de forma dissociada com aquilo que a sociedade e o direito dela esperam.

Há, ainda, alguns teóricos que sustentam a existência de uma vitimização quaternária, de cunho subjetivo, que representa o medo irracional de se tornar vítima através da disseminação irresponsável de casos concretos que envolvam a prática de crimes, sobretudo os de violência[66].

Resultado da sociedade da (des)informação, a vitimização quaternária decorre dos espetáculos midiáticos na veiculação de notícias de crimes, sendo correta a afirmação de que quanto mais parcial e com conteúdo de violência for dada a notícia, maior a capacidade de prender a atenção do espectador e, portanto, maior o lucro gerado a partir da contratação de anunciantes, sendo esse o móvel principal dos meios de comunicação na atualidade.

A vitimização, como se extrai das lições de Alvino Augusto de Sá, é um fenômeno interativo que pode se dar entre o autor do fato e a vítima primária, e entre o autor do fato e sociedade. No caso do crime de autoaborto, principalmente na interação entre autora do fato e sociedade, a mulher se vê submetida a uma forte vitimização, em razão das paixões que o tema da defesa da vida do feto desperta.

O ano de 2022 foi emblemático para as discussões sobre a temática do aborto, com uma série de publicações na imprensa sobre decisões do Poder Judiciário que propagaram uma série de violações ao aborto legal[67], previsto no art. 128 do Código Penal, em franca violação aos direitos de meninas e mulheres vítimas de violência sexual,

---

[66] Dentre os quais destaca-se Antonio GARCÍA-PABLOS DE MOLINA: *"Momento actual de La reflexion criminológica"*, pp. 573-596.

[67] https://g1.globo.com/sc/santa-catarina/noticia/2022/06/28/juiza-que-impediu-menina-de-aborto-apos-estupro--em-sc-nao-vai-participar-de-audiencia-do-ms-diz-defesa.ghtml. e https://www1.folha.uol.com.br/colunas/monicabergamo/2022/08/ministerio-publico-denuncia-mulher-por-sofrer-aborto-apos-tentativa-de-suicidio.shtml.

vulnerabilizadas e cuja dignidade humana foi atingida em benefício de posturas religiosas e ideológicas.

Os danos individuais provocados pelas decisões judiciais e sua disseminação são especialmente suportados pela pessoa da abortante, atingindo, ainda que paralelamente, suas famílias em decorrência do forte componente moral e religioso contidos na abordagem pela mídia, permeada por processos de estigmatização e afastamento social, mesmo quando envolvem a prática do aborto legal.

Há também um inestimável dano coletivo para toda a sociedade brasileira, por se afigurar como um obstáculo para uma discussão responsável, científica e séria sobre o aborto.

A celeridade com que a imprensa aborda o aborto, sem o necessário aprofundamento, impedindo a sociedade de acessar os dados estatísticos, a produção científica e as reflexões para uma conscientização ampla sobre os agravos individuais e sociais que decorrem da criminalização da prática, finda por impingir um mal coletivo que nada contribui para a criação do espaço de consenso sobre o tema.

Portanto, embora não seja possível acoplar os danos causados pela veiculação de prática de aborto na mídia a uma categoria de vitimização, não se pode esquecer desta forma cruel de transformação da autora do aborto em vítima, não só diretamente do sistema de justiça, mas também da sociedade como um todo – na função de espectadores –, funcionando como verdadeiro controle informal amplo e difundido, que agrava os processos de estigmatização e marginalização.

3.3 Política Criminal

O autoaborto, como visto, é uma prática com persistência histórica, com prevalência globalizada e socialmente tolerada, sendo hoje objeto de diferentes tratamentos jurídico-penais pelo mundo contemporâneo, com uma nítida corrente pela sua conformação enquanto direito individual, associado aos princípios constitucionais globais da liberdade, da autodeterminação e da proporcionalidade.

As descobertas científicas relacionadas à medicina neonatal aliadas à evolução dos tratamentos terapêuticos e à engenharia genética, sem prejuízo do acesso universal à informação, à comunicação e à tecnologia, impuseram ao homem pós-moderno novas realidades e a adequação da legislação às novas necessidades.

A respeito desse panorama social propício à ocorrência de transformações da realidade jurídica, verifique-se a lição de Sérgio Salomão Shecaira:

> Se o conceito de modernidade há se der associado a um novo paradigma, então há que se criar condições para a efetivação de um processo jurídico de mudança que contemple a nova realidade social. Se modernidade se coaduna com uma sociedade aberta e democrática, que é produto de um novo modelo de racionalidade aberto ao debate e à crítica, consagrado na síntese constitucional do Estado Democrático de Direito, as mudanças jurídicas decorrentes dessa transformação social não põem passar ao largo dessa discussão. (SHECAIRA, 2021, p. 28)

O constitucionalismo global reivindica a existência de um direito internacional público, cuja premissa seria a dignidade da pessoa humana e sua consequente proteção da vida, da liberdade e da autodeterminação como valores básicos (SHECAIRA, 2021, p. 28).

Na esteira do que vem ocorrendo com a flexibilização das legislações proibitivas na América do Sul, a interrupção voluntária da gestação se insere perfeitamente neste prisma, sendo certo que, para com grande contingente dos Estados-nacionais, seu tratamento jurídico-penal já é compreendido como expoente de um direito internacional público, devendo ser assim encarada em decorrência dos valores intrínsecos ao tema: proteção dos direitos individuais, da liberdade e da autodeterminação.

As diversas formas de compreender o fenômeno criminológico, através das teorias que buscam explicá-lo, conforme exposto no capítulo anterior, não têm um fim em si mesmo, mas são uma ponte para a transformação, que se dá a partir das novas vertentes de política criminal, como forma de melhor responder aos anseios e às realidades de determinada sociedade, em determinado espaço de tempo.

Quando a política criminal vigente se mostra incapaz de produzir o efeito desejado de prevenção, gerando mais malefícios do que benefícios, mostrando-se desproporcional, e, mais que isso, se apresenta dissociada do anseio social, é o momento de rediscuti-la, através de uma nova compreensão do fenômeno social e de novos paradigmas descriminalizantes.

A dogmática-penal contemporânea não pode, portanto, prescindir de sua função preventiva, consentânea com a evolução do conceito de mecanismos punitivos, na lição de Jorge de Figueiredo Dias:

> (...) a legitimação da intervenção penal não pode hoje ser vista como unicamente advinda de qualquer ordem transcendente e absoluta de valores, mas tem de ser coada por critérios funcionais de necessidade (e de consequente utilidade) social. Daí também que a pena não mais possa fundar-se em exigências de retribuição ou expiação da culpa, mas apenas em propósitos de prevenção (nomeadamente de integração positiva), geral e especial. (DIAS, 2011, p. 20)

Se é verdade que a criminalização de determinada conduta, na medida da gravidade de suas consequências punitivas, deve se apoiar em bens juridicamente tutelados incontestes à sociedade a que se destina, é bem assente que a manutenção da criminalização do aborto no Brasil apresenta-se mais como uma vontade dos poderes constituídos, instrumentalizado pelo exercício do biopoder, do que um ato consentido das cidadãs e cidadãos, de quem deveria se originar o poder político e para quem se destinam as políticas públicas.

Não se pretende parametrizar a legalização do aborto como uma questão definitiva e unanimemente aceita na sociedade brasileira. Contudo, sua aceitação por importante parcela população já tem o condão de denotar o desacerto da postura política representativa na manutenção da sua criminalização, não correspondendo mais aos anseios dos destinatários da lei.

Neste sentido, Bruno Leoni acertadamente destaca:

> Por outro lado, uma redução no número de questões acerca das quais as pessoas sejam representadas não resulta, definitivamente, no correspondente aumento do número de questões em relação às quais as pessoas podem decidir livremente como indivíduos não "representados". A última redução, deste modo, parece ser o único caminho para a liberdade individual, no presente.[68]

O sistema punitivo estatal tem como função *"manter estruturas, instituições e simbolismo"* e sua visão crítica impõe a necessária ponderação sobre a autonomia da mulher e a transformação dos instrumentos que ainda a mantém cativa numa forma de viver em sociedade fundamentada no capitalismo patriarcal e no controle dos corpos femininos (ANDRADE, 2012, p. 156).

A atual política criminal expressa na dogmática jurídico-penal nos arts. 124 e seguintes do Código Penal, não obstante a previsão de medidas despenalizadoras previstas em outras normas do sistema jurídico – Lei nº 9.099/1995 e Código de Processo Penal, art. 18-A

---

[68] LEONI, Bruno. *Liberdade e a lei: os limites entre a representação e o poder*, p. 33.

–, impõe às desviantes as cerimônias degradantes das agências de controle formal, em um sistema de justiça sabidamente seletivo e estigmatizante, cujos danos são sempre maiores que os benefícios experimentados. Tais premissas se verificam sobretudo quando considerados os números estatísticos do autoaborto, a efetividade da punição e a ineficiência da política pública sob o viés da prevenção da conduta.

Uma política criminal contemporânea e consentânea com o avançar do processo civilizatório e com os anseios sociais impõe a adoção de políticas de redução de danos.

A redução de danos, enquanto política pública, é velha conhecida da área da saúde pública no que diz respeito ao uso de substâncias que causam dependência, como um conjunto de ações para minimização dos danos de natureza física, psicossocial e econômica aos usuários de drogas, apresentando-se como alternativa à abstinência, em decorrência da observação quanto à ineficiência da adoção de apenas uma linha de cuidado.

No caso da previsão legal do crime de aborto, dada sua inequívoca ineficiência enquanto política de prevenção, a adoção de uma postura de redução de danos, não só como forma de prevenção de riscos e danos, mas como importante instrumento de transformação social sobre a estereotipia ainda presente nas relações de gênero, apresenta-se como caminho viável à construção de um novo modelo fundado na descriminalização e consequente legalização da prática, com critérios claros e ampla informação.

O caminho possível para a solução da criminalização e uma política real de redução de danos se apresenta através da *diversion*, segundo a qual o assunto passa a ser tratado por outras instâncias, como a administrativa, mas não como método de solução de conflito, e sim como instrumento de adequação e proporcionalidade a um novo anseio social (SHECAIRA, 2021, p. 275).

O afastamento do Direito Penal da temática do aborto, de forma progressiva e gradativa, resultará na desestigmatização e desinstitucionalização, representando um caminho seguro para uma efetiva minoração de danos e ressignificando o ato abortivo, com o indispensável deslocamento ao eixo das políticas de saúde pública o devido acolhimento e implementação de práticas que assegurem a saúde física e psíquica das pessoas que abortam.

A estratégia a ser adotada (*diversion*) não teria o caráter reprovativo, mas representaria a correta alocação do tema como objeto do Direito Administrativo, através da criação de ações no âmbito da saúde que, em conjunto com políticas públicas de educação, visariam à minimização dos danos e o respeito à autodeterminação das mulheres que não pretendem levar uma gravidez a termo.

A descriminalização do aborto até determinada semana de gestação, mais que uma medida de despenalização, representa medida equânime à desconstrução de desigualdades nas relações sociais de gênero, sem prejuízo do relevo para uma política real de redução de danos.

O afastamento da possibilidade da submissão da mulher que aborta ao sistema punitivo significa, ainda, uma mudança de paradigma que transforma a infratora/desviante em portadora de direitos, amparada pela garantia dos direitos à individualidade em seus binômios liberdade e autodeterminação, à saúde e ao planejamento familiar livre e consentido e, em última análise, à própria dignidade humana.

A descriminalização deve impor, como consequência natural e instrumento de prevenção de danos e redução das desigualdades – do ponto de vista socioeconômico e racial –, a imperativa legalização da prática, com a atuação das agências governamentais para garantia do acesso universal ao direito ao aborto, de forma igualitária.

Importante destacar que a descriminalização e a legalização do aborto não significam, em absoluto, renúncia ao controle estatal quanto à prática, mas exatamente o contrário.

É a partir da concepção da temática relativa ao aborto como uma necessidade de saúde pública que o Estado, por meio do poder legiferante e da implementação de políticas públicas de acesso à prática segura, retomará a fiscalização da prática do ato, mediante a fixação de premissas e regras institucionais.

Transportando-se, mais uma vez, a política criminal de enfrentamento ao aborto a uma visão crítica da criminalização das drogas[69], temos como alternativa ao proibicionismo, como medida de redução de danos e focada na manutenção do controle estatal sobre o tema, a denominada *"normalização"*.

A normalização, nas palavras de José Luis de la Cuesta e Isidoro Blanco Cordero, aplicável às políticas públicas de drogas, pode ser assim definida, enquanto a mais correta e proveitosa política de redução de danos, na medida em que reduz o âmbito de punição, mantendo o controle administrativo por meio das políticas públicas em saúde.

> (...) juntamente com os imprescindíveis programas gerais de prevenção e educação sanitária, que permitam aos cidadãos contar com informação adequada sobre como lidar de forma responsável com todos os tipos de substâncias perigosas, as autoridades públicas não devem renunciar ao controle administrativo das drogas, que, tal como outras substâncias com efeitos semelhantes (...), devem estar sujeitas a um regime jurídico estrito, com disposições explícitas das consequências penais adequadas no caso de ataque intolerável aos direitos legais fundamentais.[70]

---

[69] Embora as objetividades jurídicas sejam diversas, assim como a criminalização dos fenômenos tem origem diversa, as temáticas do aborto e das drogas possuem uma série de semelhanças interessantes. Configuram condutas com forte carga de reprovação moral e, no entanto, são práticas corriqueiras nas diversas sociedades, ao longo de todo o processo histórico.

[70] DE LA CUESTA ARZAMENDI, José Luis; BLANCO CORDERO, Isidoro. "É possível a normalização das drogas? Perspectiva jurídico-penal". A.VEGA (Coord.): *Drogas. Que política para qual prevenção*, p. 2.

Como ensina Sérgio Salomão Shecaira, *"não é a mesma coisa propor o acesso legal às drogas e sua legalização"* (2014, p. 242), da mesma forma que a descriminalização da interrupção voluntária da gestação pura e simples não se confunde com a legalização, uma vez que esta autoriza o Estado a fiscalizar e controlar a prática do aborto, ao mesmo tempo em que impõe o respeito às liberdades individuais e a adoção de políticas públicas de prevenção de danos e de atendimento integral. O processo de normalização possui quatro metas, a seguir esmiuçadas.

A primeira delas é o estabelecimento de uma política de prevenção e de atendimento integral. Transportando-a para a temática do aborto, inicialmente, importa na prevenção à gestação indesejada através de educação pública e de ampla publicização, com implementação de educação sexual e reprodutiva em ambiente escolar, estimulando o conhecimento e debate sobre métodos contraceptivos e planejamento familiar, como um direito das alunas e alunos e um dever da escola e do Estado.

Avançando, na hipótese concreta de uma gestação indesejada, o Estado deverá prover atendimento multidisciplinar e integral à gestante, desde o apoio, acolhimento e orientação para a tomada de decisão, respeitada sua autonomia deliberativa, até a concretização do ato de abortamento.

A segunda estratégia é de não punição do comércio de drogas entre adultos que, transportada para a temática do aborto, pode ser adequada à implementação de ações junto aos Conselhos de Medicina visando a incentivar a classe médica a compreender a danosidade da criminalização e uma prática de incentivo à admissão do ato de abortamento em respeito à autodeterminação da mulher.

A terceira meta é o controle administrativo estatal, que se dará através da legalização do aborto, com seus requisitos legais procedimentalizados, entregando efetivamente nas mãos do Estado o controle sobre a prática em uma nova perspectiva.

A quarta e última meta é a manutenção da punição de comércio de drogas com menores de idade ou pessoas sem capacidade plena, que, no caso do aborto, em razão da necessidade da manifestação de vontade através do consentimento informado, é medida que aconselha a implementação de restrições ou de procedimento mais aparatoso para colheita da manifestação de vontade dos representantes legais, se o caso.

É importante destacar que a estratégia da normalização não impede que se diferencie o abortamento até a 12ª semana do mesmo ato praticado na 36ª semana, com um feto já viável. Ao contrário, a normalização, ao manter a fiscalização e a regulamentação da prática sob a égide do Estado, resultará em uma melhor identificação dos problemas que decorrerão da legalização visando ao controle das incorreções.

Bem assentadas as premissas de que o aborto é uma realidade e um fenômeno social, cuja criminalização representa inegável fonte de estigmatizações e discriminações, tanto aquelas relacionadas ao gênero como aos temas transversais da classe social e raça, é premente uma transformação no modelo de enfrentamento da questão. Fazem-se prementes soluções éticas e humanitárias, visando ao mal menor, ou seja, à prevenção e à redução de danos, cujo único caminho viável está na normalização do fenômeno, com a descriminalização e a legalização da prática, sob controle das agências governamentais. Esta é a proposta que se apresentará adiante.

3.4 Brasil: uma proposta

Adverte Terezinha Inês Teles Pires que a democracia não deve ser encarada como vontade da maioria, de modo que não se pode garantir legitimidade a determinada questão positivada pelo Poder Legislativo como fruto da *"vontade popular"*. Sem prejuízo do necessário compromisso com as minorias políticas, a implementação de restrições aos direitos individuais deverá, sempre, estar carregada de "*requisitos racionais*" e, ampliando-se, de critérios apartados de valores morais e religiosos de determinada maioria política, amparados pela razoabilidade e ponderação (2013, p. 373-374).

Nesse sentido, sem perder de vista a importância das manifestações judiciais sobre o tema, não só pela sua força cogente, mas também pelo conteúdo político e transformador de suas decisões, a melhor opção será o caminho da produção legal, por meio da construção de consenso entre os representantes populares, o que, certamente, somente se viabilizará a partir da democratização do exercício do poder direto, com a inclusão de diversidade na composição do Poder Legislativo Brasileiro.

Na esteira do que defende Terezinha Inês Teles Pires, a consulta popular através de plebiscito não se mostra como forma viável de transformação do paradigma, não só pelos conflitos éticos e religiosos que permeiam o tema, mas prioritariamente porque o que se busca proteger a partir da legalização do aborto é uma minoria política vulnerabilizada, sendo certo que a vontade majoritária não terá o condão de produzir a mudança necessária na proteção dessas mulheres.

> Não há justificativa que legitime o controle do Estado sobre a liberdade sexual e reprodutiva da mulher, ao ponto de lhe impor a assunção da maternidade, desconsiderando-se sua autonomia decisória. A releitura da teoria do consentimento político, de acordo com os fundamentos contemporâneos das concepções plurais de bem e de justiça, introduz uma tensão entre a obrigação política e as liberdades básicas. Dentro de uma visão transformadora da democracia, o direito ao aborto voluntário, no primeiro trimestre da gestação, não exige uma definição comunitária. (2013, p. 387)

É certo que, para a transformação da política criminal, não se faz necessária a alteração do sentido médico-legal do aborto, que desconsidera os estágios do feto para fins de conceituação. Contudo, uma nova abordagem através da interdisciplinaridade entre a Medicina obstétrica e o Direito, sem dúvida nenhuma, além de facilitar a compreensão e implementação da resposta trazida pelo direito, teria como finalidade precípua dificultar futuros e eventuais retrocessos na legislação.

A primeira premissa para a descriminalização parcial do aborto voluntário reside no deslocamento de sua objetividade jurídica em relação ao aborto praticado até a 28ª semana de gestação. De crime doloso contra a vida, o crime de aborto, nesta hipótese temporal, seria transportado para o capítulo de crimes contra a saúde pública, com fundamento em dois aspectos importantes para este novo paradigma.

O primeiro deles seria uma concepção do tema como de interesse da saúde pública e não da segurança pública. Portanto, o aborto em estágio de vida do feto entre a 12ª e a 28ª semanas de gestação não pode ser entendido como um crime contra a vida, dada a possível inviabilidade do feto na vida extrauterina, figurando-se o crime como uma infração ao sistema de saúde, que fixará, através da nova lei parcialmente descriminalizante, critérios objetivos para a prática lícita do ato de abortamento.

Por outro lado, o crime de aborto, quando praticado a partir da 28ª semana de gestação e fora das hipóteses legais de sua concessão, dada a possibilidade de vida extrauterina do feto, configuraria crime doloso contra a vida, uma vez que a tutela, neste caso, seria a vida dentro da sua acepção cientifica e juridicamente sustentável.

O segundo ponto de importância da medida de deslocamento da objetividade jurídica reside no entendimento do ato de abortamento como uma expressão da autonomia da pessoa que gesta e o afastamento da compreensão da existência de vida desde a concepção, como resultado da laicidade do Estado e de forma consentânea com a contemporaneidade.

Como uma medida de transição de modelo de enfrentamento da questão, a proposição que se apresenta viável, como forma de permissivo ponderado e visando à normalização da conduta, é a descriminalização total da prática do abortamento até a 12ª semana de gestação, inclusive, com a previsão legal de atendimento interdisciplinar na rede pública, através do Sistema Público de Saúde e na rede particular, mediante atuação da Agência Nacional de Saúde Suplementar, para inserção do aborto legal no rol taxativo, promovendo-se tratamento isonômico.

Importante, neste sentido, frisar a relevância do aumento de disponibilidade da substância *misoprostol* ou eventual outra com efeito e segurança similares, com indicação segura de utilização para fins de abortamento até as primeiras nove semanas de gestação, em regime ambulatorial, ou seja, vinculada à atenção primária à saúde, no âmbito dos municípios, cumprindo-se os princípios da regionalização e hierarquização do direito à saúde e do Sistema Único de Saúde, com atestada diminuição de custos à rede de cuidado.

O processo de normalização que é a base da proposta *de lege referenda* apresentada necessita de uma abertura de novo tratamento jurídico-penal e administrativo para a correção de imperfeições e, posteriormente, avançar. A ideia é que o processo de normalização evolua para a compreensão de que mesmo o aborto de um feto viável não deve ter tratamento pelo direito penal em razão dos princípios da subsidiariedade e fragmentariedade.

Contudo, trata-se de um processo que deverá ocorrer de forma progressiva, mediante a conscientização da sociedade e das instituições, sem prejuízo do alinhamento com procedimentos educacionais sobre a liberdade e a responsabilidade reprodutiva para homens e mulheres.

Importante destacar que o aborto realizado entre a 13ª e a 40ª semanas de gestação somente será punível caso não se encaixe nas demais hipóteses do aborto legal, conforme já previsto no art. 128 do Código Penal.

Entre 13ª e 16ª semana, como forma de apresentar um marco temporal de transição entre um espaço de descriminalização e legalização e outro de punição, poderá ser autorizado judicialmente, por critérios sociais ou médicos, desde que atestados por profissionais das áreas do conhecimento correspondentes, ou seja, assistentes sociais, psicólogos, psiquiatras e ginecologistas.

A partir da 17ª semana até o marco de viabilidade de vida extrauterina (28ª semana) representa um espaço temporal de difícil tratamento jurídico. O feto não possui capacidade de vida extrauterina e, por outro lado, no modelo de transição e normalização, a rigor, a gestante já estaria submetida ao controle punitivo estatal por meio do direito penal.

Contudo, a ausência de efetividade na criminalização do aborto e a interpretação do direito penal como *ultima ratio* permite a criação de um modelo de eventual responsabilização civil ou administrativa, impondo-se a procedimentalização de apuração de responsabilidades outras que não a criminal.

No conflito entre a garantia social de acesso à saúde (art. 196 CF) e a garantia individual da liberdade de pensamento e crença (art. 5º, inciso IV, CF), na hipótese concreta de dilema bioético entre a realização ou não do ato de abortamento enquanto um direito legalmente previsto, a garantia de acesso à saúde prepondera em detrimento da reserva de consciência, não só em razão do seu caráter coletivo, como em decorrência da hierarquização de bens constitucionalmente tutelados.

Nesse sentido, relevante o destaque sobre a reserva de consciência, prevista no Código de Ética Médica, que confere aos profissionais da medicina a autonomia no exercício profissional:

> VII. O médico exercerá sua profissão com autonomia, não sendo obrigado a prestar serviços que contrariem os ditames de sua consciência ou a quem não deseje, excetuadas as situações de

> ausência de outro médico, em caso de urgência ou emergência, ou quando sua recusa possa trazer danos à saúde do paciente.[71]

A manutenção da reserva ou objeção de consciência é medida ponderada, em momento de transição, não podendo ser interpretada como uma violação à autonomia do paciente, desde que possa dispor de outro profissional da medicina para dar azo à sua decisão.

Entretanto, supondo-se a inexistência outro profissional capacitado a realizar o abortamento dentro da hipótese legalmente prevista e em prazo razoável, o profissional estará obrigado a realizar o ato, atendendo-se aos valores constitucionais envolvidos, bem como aos princípios bioéticos da beneficência, não-maleficência, autonomia e justiça.

Cumpre o destaque de que aos estabelecimentos de saúde, públicos e privados, não é garantido o direito de objeção de consciência, por se tratar de direito individual, sendo certo que os hospitais serão obrigados a ter entre seus colaboradores, equipe de obstetra e enfermeiros obstétricos, que executem o aborto, conforme previsto em lei.

O modelo de transição, sobretudo em razão da estigmatização que envolve o tema, pressupõe um atendimento prévio por psicólogos, com a apresentação de laudo ou autorização assinada por dois profissionais e/ou assistentes sociais que atestem a livre manifestação da vontade em relação ao aborto, bem como a internalização da decisão pela mulher e sua franca compreensão sobre o ato e suas consequências.

Deverá, entre o atendimento por profissionais da psicologia e assistência social decorrer o prazo de 5 dias entre a consulta e a realização do ato, de forma a assegurar a maturidade da decisão da mulher.

Após a realização do ato de abortamento, considerando-se o tabu social, a estigmatização e os processos analíticos internos, dever-se-á

---

[71] Código de Ética Médica, p. 15.

garantir-lhe, além do estrito sigilo, o atendimento psicológico, além do ginecológico, a fim de propiciar à mulher um acolhimento de retorno.

O Sistema Único de Saúde deverá criar sistema de informações sobre a prática de abortamento no país, preservando-se a identificação das partes envolvidas, sejam médicos, profissionais da saúde ou pacientes, a ser mantido pelo Ministério da Saúde, garantido o acesso à população para devida fiscalização sobre o atendimento e efetivação ao direito. Trata-se de medida que atende ao princípio da publicidade, previsto no art. 37 da Constituição Federal.

A exemplo de legislações comparadas, sobretudo as atuais em países da América Latina, é chegado o momento de o Brasil encarar de frente os danos causados pela incriminação do aborto. Só assim é que se poderá garantir o atendimento ao princípio da dignidade humana de mulheres e meninas que gestam, como corolário dos demais princípios que apontam para a necessidade da quebra de paradigma, mormente em relação ao atendimento integral da proteção à saúde.

A incriminação do aborto, com origem em aspectos vinculados ao acúmulo de capital e ao controle dos corpos femininos pelo patriarcado, revela-se dissociada do processo civilizatório e da alçada da proteção do indivíduo como destinatário de garantias fundamentais, que indicam a premência da proteção do direito à vida das pessoas que gestam sob a perspectiva da proporcionalidade, revelando-se desproporcional a criminalização que não revela efeitos de prevenção à prática e ainda vitimiza, estigmatiza e mata.

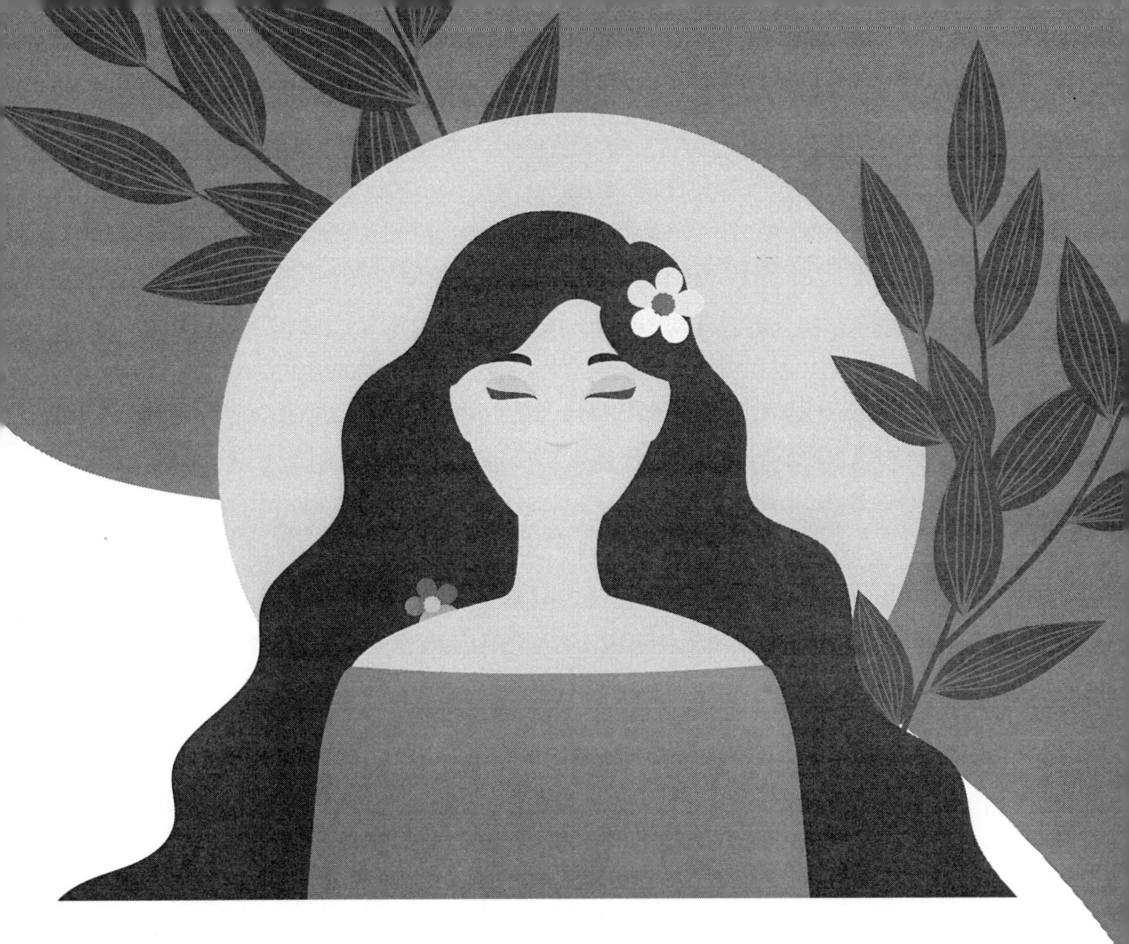

Conclusão

1.

Ao longo de séculos, a Filosofia e a Religião pautaram a proibição do aborto voluntário, num primeiro momento como um "mal" em decorrência da sacralidade da vida, desde sua concepção, com imposição da excomunhão pela Igreja Católica – a mais grave dentre as sanções –, para, posteriormente, auxiliar o Estado visando à incriminação do ato voluntário.

Sociedades antigas compreendiam o aborto como um assunto de mulheres. Com o avançar do processo civilizatório, na Idade Moderna, apoiado nas descobertas científicas sobre a fecundação, sustentou-se a teoria da animação, cujo resultado se apresenta como a defesa intransigente e a qualquer custo da vida intrauterina, desde a concepção.

Demonstrou-se como plausível causa para o empenho para a proibição do aborto, inicialmente da Igreja e posteriormente do Estado, a relação umbilical entre a acumulação primitiva de riquezas na transição do feudalismo ao capitalismo, visando à proteção da propriedade e à geração e regeneração de mão de obra por meio do controle sobre os corpos das mulheres.

Assim, a abordagem histórica demonstra o contexto político em que a proibição do aborto surge e se mantem nas sociedades. A superação de antigos paradigmas, principalmente no Brasil, se faz necessária como construção de caminho de consenso e minimização de danos, não obstante a arduidade do tema.

2.

De acordo com Ronald Dworkin, a controvérsia fixada em torno do valor da sacralidade da vida é um equívoco que impede o avanço científico, não sendo possível comparar o não nascer com o morrer.

A evolução da Medicina, com apoio no desenvolvimento tecnológico, permitiu uma mudança importante na compreensão do marco inicial da vida biológica, que, contudo, não produziu ainda, no Brasil, os necessários resultados para uma mudança de paradigma legal. A exemplo da Lei de Biossegurança, a legislação brasileira apresenta contradições quanto à proteção da vida desde a concepção, ao permitir a utilização de embriões para fins de pesquisa e manter a incriminação do aborto desde a concepção.

Nesse sentido, embora o fundamento para a descriminalização resida nas consequências danosas da incriminação da conduta, a construção de um novo cenário de políticas públicas para o aborto necessita de um progressivo processo de normalização do tema junto à sociedade, com a consideração dos marcos científicos sobre o início da vida como estabelecimento de espaço de consenso.

3.

O gênero, enquanto construção social, determina a ocupação de espaços e o cumprimento de papeis sociais: enquanto o homem se desenvolveu por meio do trabalho, no espaço público, o patriarcado capitalista vinculou o gênero feminino ao ambiente privado do lar, na geração e no cuidado com a mão de obra, trabalho obviamente não remunerado.

A luta dos movimentos feministas vem desconstruindo os estereótipos, com a inversão dessa dinâmica, trazendo mulheres ao espaço público, ao trabalho remunerado e à liberdade e independência próprias de quem pode prover o seu próprio sustento e, eventualmente, de sua família.

A criminalização do aborto, que impõe a compulsoriedade da gestação no Brasil, é resquício da construção social entre gêneros, sendo de fundamental importância, para avanços na igualdade entre homens e mulheres, a mudança de paradigma, com a consequente legalização do aborto voluntário.

4.

Como se pode inferir dos dados estatísticos analisados, o autoaborto representa uma prática socialmente disseminada, presente em todas as classes socioeconômicas, raciais, políticas e religiosas, sendo, contudo, diverso o resultado da sua incriminação.

A atuação do controle formal pelo Estado recai sobre mulheres vulnerabilizadas, de modo que mulheres negras e pertencentes a classes econômicas desfavorecidas são as que sofrem as consequências da ausência do Estado na proteção do seu direito constitucional à saúde e os efeitos da criminalização, sendo duplamente atingidas.

5.

Os diversos modelos estrangeiros de descriminalização e legalização do aborto voluntário, desde 1920 na União Soviética, apresentam particularidades, sobretudo no que se referem aos diversos momentos históricos em que ocorreram e aos meios pelos quais o direito de escolha foi sendo reconhecido e adquirido. Países da Europa, como a França, no contexto da descoberta da pílula anticoncepcional, legalizaram a prática através de processos legislativos complexos, mas na busca de consensos.

No mesmo contexto temporal (década de 1970), os Estados Unidos da América do Norte, mediante decisão judicial da Suprema Corte, proibiram as leis estaduais que restringiam a prática do aborto voluntário, sendo a decisão recentemente revogada.

Os diversos modelos, mormente aqueles recentes da América do Sul, ensinam que a criação de espaço de consenso para a legalização da prática é fundamental para uma mudança de paradigma seguro. Assim, garantem-se a perenidade do direito e a responsabilidade do Estado na criação de políticas públicas em saúde para viabilizar a prática do aborto voluntário de maneira segura e com a necessária orientação e acolhimento multidisciplinar da mulher que pretende abortar.

6.

Os princípios individuais do direito à vida, intimidade, liberdade, igualdade, como consectários da proteção da dignidade humana das mulheres e meninas, apresentam-se como anteparos na necessária desconstrução da política pública relativa à prática do aborto voluntário.

O direito social à saúde e ao planejamento familiar, como expressões de garantia à integridade física e psíquica das mulheres, revela-se como importante mecanismo constitucional de proteção aos direitos sexuais e reprodutivos das mulheres na reflexão sobre a compulsoriedade da gestação no Brasil.

Ainda que se sustente que a Constituição Federal protege a vida humana desde a concepção, há, no exame da incriminação do aborto, nítido conflito aparente entre princípios. A proporcionalidade se apresenta como necessário critério de baliza para harmonizar as proteções constitucionais em face da concretude e das consequências da criminalização.

Assim, por meio da aplicação do princípio da proporcionalidade, afere-se que a incriminação do aborto não apresenta eficiência na proteção do bem jurídico "vida" desde a concepção. Trata-se de medida desnecessária e desproporcional ante a ausência de compensação entre a incriminação e as limitações e violações aos direitos constitucionalmente garantidos às mulheres e meninas.

7.

A análise dos tipos penais relativos ao aborto voluntário e de seu decorrente tratamento processual-penal atual pela legislação brasileira revela a manutenção da criminalização da prática como mero simbolismo, dentro da conformação como crime de médio potencial ofensivo com aplicação de medidas despenalizadoras.

O simbolismo penal decorrente da incriminação do aborto voluntário, mantido intocável na legislação brasileira há mais de 80 anos, não obstante todas as alterações legislativas penais operadas desde 1940, revela a força da finalidade de manutenção da lógica do capitalismo patriarcal, com o decorrente reforço dos estereótipos de gênero e classe.

8.

A reflexão sobre os aspectos criminológicos, por meio da teoria crítica e da rotulação social ou *labelling approach*, permite concluir que a criminalização do aborto voluntário funciona como estímulo à reiteração de sua prática por meio dos processos de seletividade e estigmatização, apartada das funções gerais e específicas de prevenção do delito.

A implicação da teoria do etiquetamento à política pública atual sobre o aborto sinaliza a demanda pela naturalização da prática como um fenômeno social majoritário e o inevitável entendimento de que o poder legislativo, como expressão do patriarcado, tem preservado o simbolismo da incriminação, de forma seletiva e discriminatória, visando à manutenção das funções e espaços sociais de gênero e classe.

9.

A análise do delito, das desviantes e da vitimização evidencia o mal social que a criminalização do aborto importa à sociedade brasileira, dissociada do necessário pacto social sob a ótica do interesse majoritário. Estigmatiza e revitimiza mulheres em situação de vulnerabilidade, atingindo a sociedade como um todo, que reproduz discriminações de gênero e classe ante o processo de desinformação a que é submetida.

10.

Finalizando a análise sobre a ciência conjunta do Direito Penal, transportou-se a teoria da normalização, usualmente aplicável ao enfrentamento das políticas antidrogas, para o debate sobre a incriminação do aborto, como método de redução de danos, aplicando-se uma nova política pública com quatro metas específicas: (i) prevenção e atendimento integral; (ii) implementação de ações junto aos profissionais de saúde visando a conscientização; (iii) controle estatal sobre a prática do aborto, com a legalização e procedimentalização junto ao Sistema Único de Saúde e à saúde suplementar; (iv) cuidados especiais em relação à gestação por menores de idade.

A normalização indica a essencial diferenciação entre o as fases da gestação. A interrupção voluntária da gestação até a 12ª semana e a operada ao final da gravidez, com um feto viável, devem possuir tratamentos legais distintos, não só como processo de criação de consenso social, como medida de segurança e de proteção do bem jurídico tutelado.

11.

Percorrido o caminho da pesquisa e com as reflexões necessárias sobre os critérios e consequências morais, filosóficos, políticos, sociais, criminológicos e jurídicos relativos ao aborto voluntário e sua incriminação, propôs-se um modelo transitório de transformação legislativa, com o seguinte escalonamento:

- **0-12 semanas de gestação:** descriminalização total da prática do aborto voluntário ou por terceiros com consentimento da gestante, mediante a legalização do ato e atendimento multidisciplinar pelo Sistema Único de Saúde;
- **13-28 semanas de gestação:** tipificação como crime contra a saúde pública, deslocando-se a objetividade jurídica da "vida" para o sistema de saúde, de forma consentânea com a proposta de nova conformação, afastada da segurança pública e inserida nas políticas públicas em saúde;
- **13-16 semanas de gestação:** durante um período a ser determinado, de acomodação e transição entre a incriminação e a legalização, é relevante a criação de mecanismo que autorize a gestante a, mediante a apresentação de documentação por profissionais de saúde, buscar autorização judicial para a realização do aborto incriminável;
- **29ª semana em diante:** manutenção da incriminação da prática do aborto, enquanto crime contra a vida, tendo em vista a viabilidade de vida extrauterina do feto.

Os critérios temporais, obviamente, deverão contar com a participação de profissionais da saúde especializados na temática da vida intrauterina, a partir de evidências científicas.

A proposta apresentada visa a minimizar os danos causados à saúde física e psíquica de mulheres e meninas, reduzindo os processos de estigmatização e marginalização que a incriminação do aborto lhes impõe. Além de consentânea com os conceitos de normalização e de redução de danos, a proposta alinha-se aos ensinamentos trazidos por Ronald Dworkin quando propõe o afastamento da valoração da sacralidade da vida e abandono dos extremos na discussão sobre o tema, adotando-se uma posição ponderada como forma de construção de consenso social e político.

Referências

ANDRADE, Vera Regina P. **Pelas mãos da Criminologia. O Controle penal para além da (des)ilusão**. Coleção Pensamento Criminológico, Instituto Carioca de Criminologia: Florianópolis, 2012.

ARAÚJO, Martha Chavedar de Souza. **Direito a Vida em Peter Singer e a Tradição Utilitária**. 2008. Dissertação (Mestrado Acadêmico ou Profissional em 2008), Universidade Estadual do Ceará, 2008. Disponível em: http://siduece.uece.br/siduece/trabalhoAcademicoPublico.jsf?id=48164, acesso em: 28 de setembro de 2022.

ARGENTINA. **Boletín Oficial de la Republica Argentina**, disponível em: https://www.boletinoficial.gob.ar/#!DetalleNorma/239807/20210115, acesso em 01/10/2022.

ANVISA, **Resolução 348/1998**, disponível em https://www.gov.br/anvisa/pt-br/assuntos/medicamentos/controlados/lista-substancias, acesso em 22/10/2022

BITENCOURT, Cezar Roberto. **Tratado de Direito Penal**, Volume. 2, 20ª Edição. São Paulo: Saraiva, 2019.

BITENCOURT, Cezar Roberto. **Tratado de Direito Penal**. Volume 5, 13ª Edição. São Paulo: Saraiva, 2019.

BODIOU, Lydie. **O Filho Indesejado:** o aborto na Grécia antiga. Publicação Semestral do Núcleo de Documentação Histórica da UFPel - Profa. Beatriz Loner. Programa de Pós-Graduação em História da UFPel, Instituto de

Ciências Humanas, Universidade Federal de Pelotas, 2002. Disponível em Microsoft Word - 8.05 - Lydie Bodiou (ufpel.edu.br), acesso em 19/11/22.

BOITEUX, Luciana, GENRO, Luciana, RONDON, Gabriela e GUMIERI, Sinara, subscritoras da petição inicial da Ação de Arguição de Descumprimento de Preceito Fundamental nº 442/2017, que tramita perante o Pleno do Supremo Tribunal Federal, de relatoria da Ministra Rosa Weber.

BRASIL, MINISTÉRIO DA SAÚDE, Secretaria de Ciência, Tecnologia e Insumos Estratégicos Departamento de Ciência e Tecnologia. **Aborto e saúde pública no Brasil:** 20 anos. Brasília/DF, 2009.

_____; MINISTÉRIO DA SAÚDE, **Cadernos de Atenção Básica, Saúde Sexual e Saúde Reprodutiva**, 1ª Edição, 1ª Reimpressão, Brasília/DF, 2013, disponível em https://bvsms.saude.gov.br/bvs/publicacoes/saude_sexual_saude_reprodutiva.pdf, acesso em 19/08/2022.

_____; SUPREMO TRIBUNAL FEDERAL, Acórdão proferido nos autos da Ordem de ***Habeas Corpus* nº 124.306**, julgado em 29/11/2016, Disponível em https://redir.stf.jus.br/paginadorpub/paginador.jsp?docTP=TP&docID=12580345, acesso em 08/02/2023.

CAMPOS, Carmem Hein de. **Criminologia Feminista:** teoria feminista e crítica às criminologias, 2ª Edição, São Paulo: Lumen Iuris, 2020.

CANOTILHO, José J. Gomes; MENDES, Gilmar F.; SARLET, Ingo Wolgang e STRECK, Lenio Luiz (Coordenação Científica), LEONCY, Leo Ferreira (Coordenação executiva): **Comentários à Constituição do Brasil**, São Paulo: Saraiva/Almeidina, 2013.

CARDOSO, Bruno Baptista; VIEIRA, Fernanda Morena dos Santos Barbeiro; SARACENI, Valeria. Aborto no Brasil: o que dizem os dados oficiais? **Caderno de Saúde Pública 2020**; 36 Sup. 1. Disponível em https://www.scielo.br/j/csp/a/8vBCLC5xDY9yhTx5qHk5RrL/?format=pdf&lang=pt, acesso em 30/10/2021.

CENTER OF REPRODUCTIVE RIGHTS, https://reproductiverights.org/, acesso em 19/07/2022.

CORRÊA, Sonia e ÁVILA, Maria Betânia. Direitos Sexuais e Reprodutivos - Pauta Global e Percursos Brasileiros. In: BERQUÓ, Elza (org.): **Sexo & Vida: panorama da saúde reprodutiva no Brasil**, Campinas, SP: Editora da UNICAMP, p. 17-78, 2003.

DADALTO, Luciana; GONSALVES, Nathalia R. "Wrongful Prolongation of Life: um novo dano para um novo paradigma de proteção da autonomia", **Revista Brasileira de Direito Civil** – **RBDCivil**, Belo Horizonte, v. 25, p. 271-282, jul./set. 2020.

DELAP, Lucy. **Feminismos.** Uma história global. São Paulo: Companhia das Letras, 2022.

DIAS, Jorge de Figueiredo. **Temas Básicos da Doutrina Penal**. Coimbra: Coimbra Editora, 2001.

DE LA CUESTA ARZAMENDI, José Luis; BLANCO CORDERO, Isidoro. É possível a normalização das drogas? Perspectiva jurídico-penal. In: A. VEGA (Coord.): **Drogas. Que política para qual prevenção**. San Sebastián: 2002, pp.187-214.

DINIZ, Débora; MEDEIROS, Marcelo; MADEIRO, Alberto. **Pesquisa Nacional do Aborto**, 2016. Disponível em https://doi.org/10.1590/1413-81232017222.23812016, acesso em 05/07/22.

DWORKIN, Ronald M. **Domínio da vida:** aborto, eutanásia e liberdades individuais. 2ª Edição. Tradução de Jefferson Luiz Camargo. São Paulo: Martins Fontes, 2009.

ECO, Umberto. **Como se faz uma tese**. 27. Edição. revista e atualizada. São Paulo: Editora Perspectiva, 2019.

ENGELS, Friedrich. **A origem da Família, da Propriedade Privada e do Estado**. Tradução Leandro Konder; Aparecida Maria Abranches. 10. ed. Rio de Janeiro: Best Bolso, 2021.

FARIA, Bento de. **Código Penal Brasileiro Comentado**. Volume IV, Parte Especial, Arts. 121 a 154. Rio de Janeiro: Distribuidora Record Editora, 1961.

FEDERICI, Silvia. **O Calibã e a Bruxa:** Mulheres, corpo e acumulação primitiva. São Paulo: Editora Elefante, 2019.

FERRAZ, Carolina Valença (Coordenadora). **Manual Jurídico Feminista**. Belo Horizonte: Casa do Direito, 2019.

FLOWER, Michael J. **Neuromaturation and the Moral Status of Human Fetal Life**. Disponível em http://www.violence.de/prescott/letters/MJFlower.pdf, acesso em 20/02/2022.

______. **Neuromaturation of the Human Fetus**., Link: https://pubmed.ncbi.nlm.nih.gov/4045332/, 1985, acesso em 20/02/2022.

FOUCAULT, Michel. **Em defesa da sociedade**. São Paulo: Martins Fontes, 2002.

GALEOTTI, Giulia. **História do aborto.** Lisboa: Edições 70, 2007.

GARCIA, Mariana; MAYORA, Marcelo. Histórias da Legislação Penal-Brasileira: o aborto em casos de gravidez resultante de estupro. In: **Boletim do Instituto Brasileiro de Ciências Criminais**, ano 30, nº 358, setembro de 2022.

GOMES, Mariângela Gama de Magalhães: O aborto sob a ótica do princípio da proporcionalidade no Direito Penal. In: SILVEIRA, Renato de Mello Jorge (org.): **Estudos em homenagem a Ivette Senise Ferreira**. São Paulo: LiberArs, 2015, pp. 345-356.

______. **O princípio da proporcionalidade no direito penal**. São Paulo: Revista dos Tribunais, 2003.

HUNGRIA, Nelson; FRAGOSO, Heleno. **Comentários ao Código Penal**. Volume 5, 5. ed. São Paulo: Forense, 1979.

INTERNATIONAL COMMITTEE FOR MONITORING ASSISTED REPRODUCTIVE TECHNOLOGY (ICMART) AND THE WORLD HEALTH ORGANIZATION (WHO) REVISED GLOSSARY OF ART TERMINOLOGY: Special Contribution. Disponível em https://www.fertstert.org/article/S0015-0282(09)03688-7/pd, 2009. acesso em 21/07/2022.

IPAS Brasil, Partners for Reproductive Justice e Instituto De Medicina Social da Universidade Estadual Do Rio De Janeiro. **A Magnitude do Aborto no Brasil:** aspectos epidemiológicos e socioculturais. 2007.

Disponível em http://assets-institucional-ipg.sfo2.cdn.digitaloceanspaces.com/2009/08/mag_ab.pdf, acesso em 22/10/2022.

MACKINNON, Catharine: Reflections on Sex Equality Under Law. In: **Yale Law Journal**, p. 281, https://openyls.law.yale.edu/bitstream/handle/20.500.13051/8612/56_100YaleLJ1281_March1991_.pdf?sequence=2&isAllowed=y, 1991, acesso em 28/02/2022.

MEIRELLES, José Ricardo. **Mulher Infratora, Bioética e Justiça**. São Paulo: Ed. Federal, 2006.

MELO, Mônica de. **Direito fundamental à vida e ao aborto a partir de uma perspectiva constitucional, de gênero e da criminologia**. Programa de Estudos Pós-Graduados em Direito, Pontifícia Universidade Católica de São Paulo, São Paulo: 2018. Disponível em https://tede2.pucsp.br/handle/handle/21811, acesso em 13/02/2023.

OMS. **Spontaneous and Induced Abortion – Report of a WHO scientific group**, Genebra, 1970. Disponível em http://apps.who.int/iris/bitstream/handle/10665/38211/WHO_TRS_461.pdf;jsessionid=CB0BE1918ECA9BE94275630D95E8C6D4?sequence=1, acesso em 21/07/2022.

______; **Abortamento Seguro:** orientação técnica e de políticas públicas para sistemas de saúde. Segunda Edição, Uruguai, 2013.

ONU, **ONU News**, Perspectiva Global Reportagens Humanas. Disponível em https://news.un.org/pt/story/2022/03/1782252, acesso em 29/10/22.

ORÓ, David Pere Martínez; BERASTEGI, Xabier Arana. ¿Qué es la normalización en el ámbito de los usos de las drogas?. **Revista Espanhola de Drogadependencias**. 2015. Disponível em https://www.aesed.com/descargas/revistas/v40n3_2.pdf, acesso em 15/04/2023.

PARO, Helena Borges Martins Da Silva; BARBOSA, Ana Teresa Derraik; ROSAS, Cristião Fernando: DOCTORS FOR CHOICE BRASIL: Nota Técnica De Posicionamento. Para garantir o acesso ao misoprostol no Brasil. Disponível em **Doctors For Choice Brasil**, https://linktr.ee/doctorsforchoicebr, acesso em 15/10/2022.

PATRIOTA, Tania: **Relatório da Conferência Internacional sobre população e Desenvolvimento – Plataforma de Cairo, 1994**. Disponível em https://brazil.unfpa.org/sites/default/files/pub-pdf/relatorio-cairo.pdf, 2007, acesso em 19/07/2022.

PIMENTEL, Silvia e BIANCHINI, Alice. **Feminismo(s)**. São Paulo: Matrioska Editora, 2021.

PIRES, Terezinha Inês Teles: A legitimação do aborto à luz dos pressupostos do estado democrático de direito. In: **Revista Brasileira de Políticas Públicas**, Volume 3, nº 2, Rio de Janeiro, julho a dezembro de 2013, pp. 364–390.

PRECIADO, Paul B. Testo Junkie. **Sexo, drogas e biopolítica na era farmacopornográfica**. Editora N-1 Edições, 2018.

REVISTA VEJA, 1997, Disponível em https://veja.abril.com.br/coluna/reveja/8216-eu-era-contra-o-aborto-ate-que-descobri-que-meu-filho--iria-nascer-muito-doente-8217/, acesso em 08/03/2022.

ROCCA, Corinne H; SAMARI, Goleen; FOSTER, Diana G.; GOULD, Heather; KIMPORT, Katrina. SOCIAL SCIENCE & MEDICINE, Volume 248, March 2020, Pages 112782. **Emotions and decision rightness over five years following an abortion: An examination of decision difficulty and abortion stigma**. PMID: 31941577 DOI: 10.1016/j.socscimed.2019.112704. Disponível em https://www.sciencedirect.com/science/article/pii/S0277953619306999?via%3Dihub, acesso em 15/10/2022.

ROXIN, Claus. Tem futuro o direito penal?. In: **Revista dos Tribunais**, São Paulo, v. 90, nº 790, p. 459-474, agosto de 2001.

SÁ, Alvino Augusto de. Vitimização no sistema penitenciário. In: **Revista do Conselho Nacional de Política Criminal e Penitenciária, Brasília**, v. 1, n. 8, p. 15-32, jul./dez. 1996. Disponível em: http://200.205.38.50/biblioteca/index.asp?codigo_sophia=44731. Acesso em: 29 set. 2022.

SARCEDO, Leandro e SANTOS, Ana Carolina Moreira. Imprestabilidade da prova obtida por violação do sigilo da paciente em caso de interrupção voluntária da gestação. In: **Revista de Direito da Saúde Comparado**, UNISA, v. 1, nº 1, 2022, pp. 170-188.

SHECAIRA, Sérgio Salomão. **Criminologia**. Ed. Revista dos Tribunais, 9. ed. revista, atualizada e ampliada, São Paulo, 2021.

______. Reflexões sobre as Políticas de Drogas. In: **Drogas:** uma nova perspectiva. Sérgio Salomão Shecaira (org.). Instituto Brasileiro de Ciências Criminais. São Paulo: IBCCrim, 2014, p. 235-250.

SILVA, José Afonso. **Curso de Direito Constitucional Positivo**. 28ª Edição. São Paulo: Editora Malheiros. 2007.

SILVA, Roberta Soares da. Dignidade humana. In: **Enciclopédia jurídica da PUC-SP**. Celso Fernandes Campilongo, Alvaro de Azevedo Gonzaga e André Luiz Freire (coords.). Tomo: Direitos Humanos. Wagner Balera, Carolina Alves de Souza Lima (coord. de tomo). 1. ed. São Paulo: Pontifícia Universidade Católica de São Paulo, 2017. Disponível em: https://enciclopediajuridica.pucsp.br/verbete/507/edicao-1/dignidade-humana, acesso em 05/07/2022.

THOMPSON, Judith Jarvis. Uma defesa do aborto. In: **Revista Brasileira de Ciência Política**, nº 7. Brasília, janeiro – abril de 2012, pp. 145-164. Disponível em https://www.scielo.br/j/rbcpol/a/ZWJH9c6HvsJ5rJrbvLpnGxx/abstract/?lang=pt# acesso em 28/09/2022.

VATICANO. **Dignitas Personae**, Disponível em https://www.vatican.va/roman_curia/congregations/cfaith/documents/rc_con_cfaith_doc_20081208_dignitas-personae_po.html, acesso em 26/02/2022.

_____; **Instruções sobre o respeito pela vida humana em sua origem e sobre a dignidade da procriação**, disponível no link: https://www.vatican.va/roman_curia/congregations/cfaith/documents/rc_con_cfaith_doc_19870222_respect-for-human-life_po.html, 1987, acesso em 26/02/2022.

_____; **Declaração sobre o Aborto Provocado**, https://www.vatican.va/roman_curia/congregations/cfaith/documents/rc_con_cfaith_doc_19741118_declaration-abortion_po.html, 1974, acesso em 26/02/2022.

VEIL, Simone. **Uma lei para a história:** a legalização do aborto na França. Bazar do Tempo: Rio de Janeiro, 2018.

VICENTE, Lisa Ferreira. Aborto por opção da mulher: a experiência portuguesa da implementação da Rede Nacional. In: **Cadernos de Saúde Pública**, nº 36, 2020. Disponível em http://dx.doi.org/10.1590/0102-311X00036219, acesso em 29/10/2022.

WEST, Robin. **Taking freedom seriously**., 104 Harvard Law Review, 1990.

ZAFFARONI, E. Raúl; BATISTA, Nilo; ALAGIA, Alejandro; SLOKAR, Alejandro. Direito Penal Brasileiro I. Editora: Revan, 2011.